T0278753

COCINA
PARA
CRECER

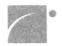

RAQUEL ORGILLÉS VILA

COCINA
PARA
CRECER

Roca editorial

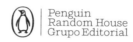

Penguin
Random House
Grupo Editorial

Primera edición: abril de 2024

© 2024, Raquel Orgillés Vila
© 2024, Roca Editorial de Libros, S. L. U.
Travessera de Gràcia, 47-49. 08021 Barcelona
© 2024, Angélica Chamorro, por las ilustraciones

Roca Editorial de Libros, S. L. U., es una compañía
del Grupo Penguin Random House Grupo Editorial que apoya la protección del *copyright*.
El *copyright* estimula la creatividad, defiende la diversidad en el ámbito de las ideas y el conocimiento,
promueve la libre expresión y favorece una cultura viva. Gracias por comprar una edición autorizada
de este libro y por respetar las leyes del *copyright* al no reproducir, escanear ni distribuir ninguna
parte de esta obra por ningún medio sin permiso. Al hacerlo está respaldando a los autores
y permitiendo que PRHGE continúe publicando libros para todos los lectores.
Diríjase a CEDRO (Centro Español de Derechos Reprográficos, http://www.cedro.org)
si necesita fotocopiar o escanear algún fragmento de esta obra.

Printed in Spain – Impreso en España

ISBN: 978-84-19965-03-5
Depósito legal: B-1807-2024

Compuesto en Grafime Digital, S. L.

Impreso en EGEDSA
Sabadell (Barcelona)

RE 65035

Para Nora,
por ser mi luz

ÍNDICE

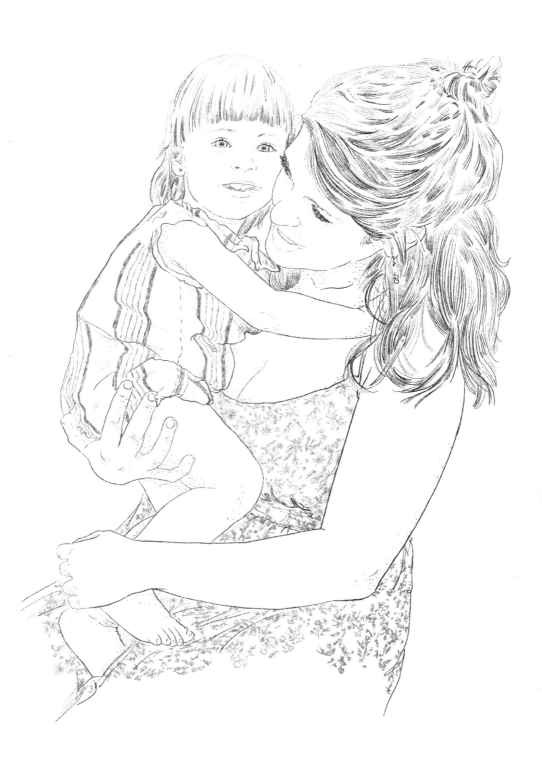

UNA MAMÁ MONOMARENTAL

Soy Raquel Orgillés, mamá de Nora. Juntas formamos una familia «monomarental» por elección desde 2019. Mi posparto se juntó con la pandemia, problemas laborales y una depresión, lo que hizo de mi perfil de Instagram una vía de escape para poder compartir cómo me sentía y hacer tribu virtual.

Ahora que ya tengo cuarenta años, he aprendido unas cuantas cosas, y me dedico a hacer recetas variadas, accesibles, de temporada y fáciles de elaborar no solo para los peques, sino adaptadas a todas las familias.

En mi perfil, @mamamonomarental, no solo hablo de cocina, también de nuestras escapadas, viajes, libros de diversidad familiar o con mensaje para el crecimiento de nuestros peques. Además escribo mis reflexiones y vivencias, y me sirve no solo para desfogarme y sentirme acompañada, sino que con ello ayudo a otras personas que pueden estar en mi situación.

VOY A COMPARTIR CONTIGO EL COMIENZO
DE NUESTRA HISTORIA.

Mi perfil nació de manera sana y natural, y mi comunidad es muy fiel, porque nos siente como familia. Y eso es precioso. No he vivido ni vivo de las redes sociales, pero sí que son una ventana para poder dar visibilidad a mi modelo familiar.

Gracias a @mamamonomarental he ganado confianza y seguridad en mí. Me he sentido comprendida y, a través de los debates que hemos tenido durante estos años, hemos visto diferentes puntos de vista, diferentes maneras de vivir y de sentir la maternidad.

LA MATERNIDAD ES COMO UNA TÓMBOLA: DESDE EL MOMENTO EN EL QUE DECIDES SER MADRE, TU VIDA DEJA DE ESTAR CIEN POR CIEN EN TUS MANOS.

La nueva vida que tienes dentro de ti empezará a marcar los tempos. Tú solo prepárate para VIVIR, con todas las letras. Y entiende, sobre todo, que no todas las maternidades son iguales.

Me gusta divulgar sobre la diversidad y aprender a acompañar desde la empatía, pero sin querer cambiar, dar nuestra opinión o dar consejos que no nos piden. Simplemente, acompañarnos y escucharnos.

Este libro es un popurrí de lo que he vivido durante estos cuatro años con Nora, desde que decidí ser madre «en solitario» afrontando todos los obstáculos que se nos han presentado. He querido compartir y mostrar quiénes somos, **porque detrás de cada receta hay un momento que recordar, una etapa de mi maternidad.**

No he querido hacer solo un libro de recetas ni un recetario lleno de fotos, con las mejores imágenes de unos platos perfectos que nunca conseguiremos replicar. Me gustaría que este libro sirva para abrir la mente, que te acompañe, incluso de la misma forma que la cocina nos ha acompañado a Nora y a mí siempre. Y, a la vez, espero que sea una herramienta útil, capaz de ayudarte con esa otra aventura que es la de gestionar la alimentación familiar.

En este libro encontrarás recetas, consejos y propuestas para presentar los alimentos de manera divertida y variada. Me gustaba la idea de no darte solo un puñado de recetas, sino de ofrecerte también opciones para variar las elaboraciones y adaptarlas a tu familia.

¿Quién sabe? Tal vez dentro de un tiempo te animes a probar

tus propias ideas, ¡de eso trata también la cocina! De experimentar juntos. Por eso comprobarás que en algunas de las recetas que incluye este libro te he dejado una hoja en blanco. Es más que un espacio vacío: es una invitación a imaginar, a inventar algo nuevo y vuestro.

Cuando acabes de leer, espero que te sientas mucho más segura o seguro de conocer la infinita variedad de alimentos que tenemos, además del amplio abanico de posibilidades que existen para combinarlos. Si algo he aprendido a lo largo de estos años es lo siguiente:

LA COCINA —Y COCINAR EN SÍ— NO ES UN ESPACIO ABURRIDO Y MONÓTONO, SINO UN LUGAR LLENO DE CREATIVIDAD Y POSIBILIDADES DE DIVERSIÓN.

Y que nuestros peques formen parte de ella. Desde que compramos y guardamos cada alimento en su lugar, hasta esos minutos que dedicamos a poner la mesa con cariño, o a descubrir las elaboraciones y hacer a nuestros hijos e hijas partícipes de todo ello.

Cuando le enseñas a colocar cada alimento en su sitio, le estás mostrando la importancia de ordenar y gestionar un espacio. Cuando le animas a echar ingredientes a una olla, estás dejando que se familiarice con la sensación maravillosa de logro y de sentirse útil. Anímale a aprender el orden en que van los alimentos para estimular su memoria y su capacidad de atención; déjale que se habitúe a las texturas: estarás enriqueciendo su vida, además de alimentándole.

Así, con pequeños gestos, también estarás consiguiendo que tu peque desarrolle una relación buena, sana, con su alimentación.

HAGÁMOSLES PARTÍCIPES. CREEMOS RECUERDOS.

Espero que mi libro te sirva para mucho más que cocinar. Que te sirva para sentirte acompañada y que Nora y yo formemos, en cierto modo, parte de esta nueva etapa.

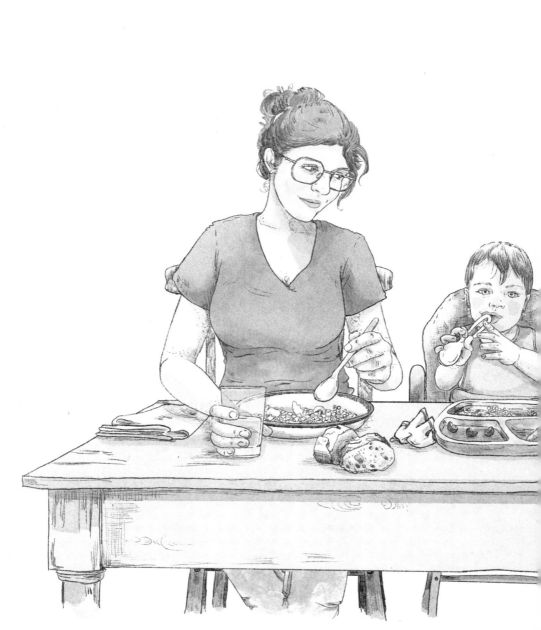

PRIMERA PARTE

A comer aprendemos juntas

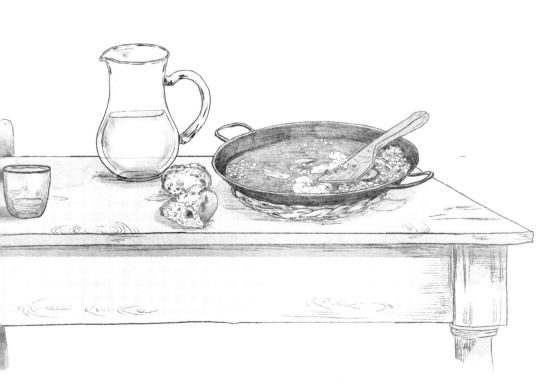

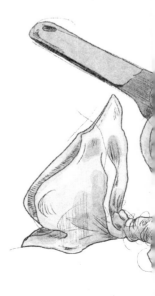

1

La aventura de ser madre

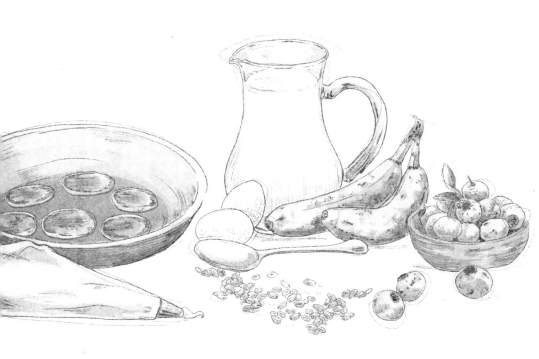

Desde pequeña, **siempre había deseado ser mamá.**

Imaginaba que algún día podría crear esa familia «perfecta» con la que nos enseñan a soñar; esa familia idílica que veía en la televisión o en las películas. Ya sabes de lo que hablo.

Parejas muy unidas que se abrazaban mientras les contaban a sus hijos cómo llegaron al mundo y lo mucho que los querían. Esos hermanos que jugaban juntos y compartían batallitas. Esa mesa enorme llena de comida y risas, con muchos primos y tíos compartiendo la vida.

Es un idilio precioso, y me alegro de que de hecho para muchos sea una realidad. Pero para mí la vida era otra. La tele se apagaba y solo me quedaba mi propia realidad, en la que las cosas eran bastante diferentes.

En el colegio me habían explicado que lo que yo tenía se llamaba «familia desestructurada». Si te soy sincera, en aquel momento ni siquiera entendía a qué se referían. Ahora de adulta, me pregunto: ¿acaso todo lo que no es una familia «tradicional» es una familia desestructurada? **¿Qué pasa si nuestro esquema no es el de siempre: papá, mamá y bebé?** ¿Qué pasa si nuestra familia es distinta? A veces pienso que, en la actualidad, lo difícil es encontrar una familia que sea «normal», sea lo que sea eso. Y no pasa nada.

Mis padres se separaron cuando yo era una niña, allá por los años ochenta. No era algo habitual en aquella época, aún se comentaban las separaciones como una de esas cosas terribles que a casi nadie le pasaban, así que fuimos el cotilleo del barrio durante meses. Y ellos no supieron gestionar bien la ruptura. Bueno, me corrijo: no supieron cómo hacerlo mejor. **Ojalá todas las rupturas fueran de mutuo acuerdo y terminaran con un abrazo y un gracias,** pero la realidad es que, por desgracia, no suele ser así.

Mi hermana pequeña y yo íbamos de una casa a otra. Solas en tren —porque ni mi padre ni mi madre querían hacer el trayecto— nos cogíamos de la mano, con la mochila a cuestas, un bocadillo y un zumo, para llegar cenadas al siguiente destino. Creo que mi infancia se quedó en suspenso, como parada en medio de ninguna parte, por culpa de todo aquello. Y maduré de golpe.

Llevo años formando en mi mente la familia «perfecta», ansiando encontrar lo que, de alguna manera, sentía que nunca había tenido, pero lo que no imaginé fue que, después de algunos romances fallidos, me vería con treinta y cinco años, aún deseando cumplir ese sueño, pero sin ganas de conocer a nadie.

Me saltaré toda mi adolescencia, porque daría para un libro aparte, pero necesito mencionar a Joan, mi «padrastro», que llegó a nuestra familia cuando yo tenía nueve años. Ahora, él es el abuelo de Nora. Un hombre que nos ha dado su amor incondicional. Siempre. Muchas veces sin entendernos. Daba igual. Nos ha querido y cuidado.

ASÍ QUE SÍ, EN MI MENTE ESTUVE ELUCUBRANDO
DURANTE MUCHOS AÑOS ACERCA DE LA FAMILIA
«PERFECTA», INVENTANDO POSIBILIDADES
SOBRE CÓMO SERÍA LA MÍA.

Dejé de creer en el amor de pareja. Ya no miraba a los hombres como tales, por las personas que eran. Los analizaba psicológicamente, como si lo único que importara fuera saber si daban el perfil de padre que querría para mis hijos. En realidad, yo ya no buscaba el amor romántico, sino tener una familia.

Empecé a detestar las reuniones familiares. Quería alejarme de los niños, tenerlos lo más lejos posible. No porque no me gustaran, sino porque me dolía verlos. No podía evitar emocionarme cada vez que veía una mujer embarazada, alguien porteando, un cochecito o simplemente a un peque sonriendo.

Recuerdo una frase de mi prima cuando me invitó a la fiesta de su hija, Gal·la, que cumplía dos años.

—Raquel —me dijo, sabiendo cuáles eran mis preocupaciones—, en la fiesta no habrá familias perfectas. Te puedo asegurar que no verás ninguna.

Me hizo reír. En uno de sus audios me había descrito las situaciones tremendas, algunas catastróficas, en las que, por unas cosas u otras, estaban todos sus primos. Fue entonces **cuando empecé a darme cuenta de que a lo mejor no todas las familias ajenas a mí eran tan perfectas como yo pensaba.** La mayoría lidiaba con más cosas de las que había podido imaginar. Otras eran simplemente fachada.

Yo acababa de terminar mi última relación —la peor de todas—, durante la cual había alquilado mi piso y dejado a toda mi gente para ir a vivir con él. A su casa —solo suya—, porque nunca hizo que la sintiera mía. La verdad es que ahora creo que desde el comienzo de la convivencia supe que algo no iba bien, pero no sé por qué no me escuché, no hice caso a mi intuición. Tal vez por miedo a aceptar que la había vuelto a fastidiar.

Doy gracias a la vida por tener la fuerza de alejarme de allí, porque convivía con una persona que poco a poco me iba anulando. Que —esto ahora lo sé— no me trataba bien. Que me maltrató.

En cualquier caso, mirando lo bueno, aquellos meses me sirvieron de mucho. Pasaba muchas horas cocinando, leyendo y paseando. Lloré mucho también, ahora ya no me importa decirlo. Pensé en mil maneras de arreglar la situación, pero era imposible. Sentirte sola cuando estás en pareja es horrible, una de las peores sensaciones que he vivido en mi vida.

El día que le dejé, me fui a dormir a un hotel. Algo en mi interior me decía: «Aléjate. Vales más que esto, Raquel». Joan y mi madre me ayudaron a hacer el traslado. Durante el trayecto de vuelta a Manresa, no podía dejar de llorar. Tenía el corazón roto. Y como mi piso estaba alquilado, durante unos meses me instalé en casa de mis padres, con toda mi vida dentro de cajas de cartón. Fue difícil para todos. Yo ya no estaba acostumbrada a la vida en familia, y menos en esas circunstancias.

Empecé a trabajar de encargada en una cafetería. Me levantaba a las cinco y media de la mañana y trabajaba más horas que un reloj. Quería ahorrar por muchos motivos, pero, sobre todo, porque había tomado una gran decisión:

IBA A CREAR MI PROPIA FAMILIA.

Rompí mis propios esquemas mentales, no te pienses. Pero entendí que no necesitaba tener una pareja para crear mi felicidad y cumplir mis sueños. No digo que fuera una decisión fácil, porque estoy segura de que para casi todos los que la toman esta es la última opción. Pero mis ganas, mi ilusión por crear vida pudieron conmigo.

ALGUNOS LO LLAMARÁN EGOÍSMO; OTROS, VALENTÍA, PERO NADA DE ESO TIENE QUE VER CONMIGO: YO LO LLAMO FELICIDAD.

Trabajaba mis nueve horas de cara al público y llegaba a casa sin ganas de relacionarme. Tenía que tomar decisiones conmigo misma, valorar los pros y los contras. Y no quería opiniones externas, solo debatir internamente y decidir.

Me hice muchas pruebas para saber cómo estaba mi sistema reproductivo y vieron que tenía las trompas obstruidas. Recuerdo que en las salas de espera me sentía incómoda. Rodeada de parejas con sus carpetas, sus miedos y sus historias (que yo desconocía). No tenía ni idea de la cantidad de familias que se crean gracias a la reproducción asistida.

Creo que todavía es un tema tabú, sobre todo para las familias «normativas», es decir, aquellas formadas por un hombre y una mujer. Parejas que tienen que recurrir a la donación de esperma, óvulos o embriones. Algunos lo llevan en secreto, incluso ocultándolo a los familiares más directos. Así que fácil fácil… no lo es para nadie.

A medida que pasaban los días, iba pensando qué haría con mi vida si no conseguía ser madre. Las personas que hemos pasado por un proceso de fecundación sabemos todos los pasos que se viven. En mi caso, tener las trompas obstruidas hizo que todo se encaminara directamente a una in vitro. Pasé semanas hormonándome en silencio, sin saber muy bien cómo sería el final de aquella aventura en solitario. Me extrajeron dieciséis óvulos, y entonces empezaron los días interminables. Información a cuentagotas, llamadas que no llegaban. Los nervios a flor de piel y mucha incertidumbre.

Finalmente, conseguí tres embriones. Tres óvulos fecundados con éxito, con esperma de un donante desconocido. Ya había pasado los primeros retos. Lo que no sabía es que esto solo era el inicio.

RECUERDO PERFECTAMENTE EL DÍA EN QUE NORA EMPEZÓ A VIVIR DENTRO DE MÍ.

Es de esos días que se te quedan grabados a fuego. **Estaba nerviosa, pero a la vez estaba convencidísima de que todo saldría bien.** Si no me conoces, ya te lo digo yo: eso es muy raro en mí. Pero te juro que **notaba una seguridad increíble, algo en mi interior me decía que sí,** que esa pequeña luz que me habían mostrado en la pantalla era mi luz. Y así fue. Mi primer intento, el primer embrión, fue ella.

Viví un embarazo en silencio, hasta que no pude ocultarlo más. Quise llevarlo en secreto, porque sabía que tendría que lidiar con miles de comentarios, opiniones y preguntas… Y me encantaría poder contarte otra historia, pero no me equivocaba.

Tuve que escuchar de mi propia jefa:

—No me lo esperaba de ti. Lo has planeado todo sin comentarnos nada.

En realidad, eso fue después de contarle que había sido por donación de esperma, ya que la primera reacción fue:

—Pero si no tienes pareja, ¿no?

Tenía el trabajo en contra, «amistades» que no entendían lo que había hecho y familiares que ni lo sabían…

—Me parece superegoísta por tu parte, con la de niños que hay en el mundo —me dijo una de aquellas personas.

—No te estoy preguntando qué te parece —le respondí yo—, te estoy informando de mi decisión.

Muchas veces, **los comentarios decían más de sus miedos y su opinión particular sobre el tema que de mí y mi situación.**

—No acabo de compartir tu decisión, pero te acompañaré en lo que haga falta —fue lo que me dijo otra de mis amigas.

¿Y las preguntas de mi familia? Daban para largo.

—Pero, entonces, ¿y el padre?

—No va a tener padre —les decía yo.

—Bueno, el esperma es de un hombre.

—Exacto, pero no es el padre. Es un donante.

Más que a ningún otro, yo le hablaba a diario a ella, a Nora. Contándole lo que sentía y cómo estaba viviendo su crecimiento dentro de mí. Me imaginaba cómo sería tenerla y cómo sería cuidarla.

No lo voy a negar, a veces echaba de menos esa mano con la que había soñado tantas veces, tocándome la barriga mientras sonreía y me decía lo mucho que me amaba. Esa complicidad, esas miradas, esa felicidad compartida que había idealizado en mi mente.

Siempre digo que durante mi embarazo tuve que trabajar un duelo familiar. Un duelo de algo que no había existido realmente, pero yo lo sentía así. Repasé mis relaciones, mis fallos, los errores cometidos, el tiempo perdido. Tiempo que me había hecho crecer y madurar. Tiempo que ahora agradezco.

No fue el embarazo que tenía en mi mente. Mi madre me acompañó a todas las pruebas, me cuidó como pudo y supo. Pero, aun así, me sentía sola. No podía evitar tener esa mezcla de sentimientos, esa montaña rusa de emociones, que, por lo que he comprobado luego, es común a casi todas las mujeres que pasamos por un embarazo, sea como sea.

Rompí aguas la madrugada del día 10 de noviembre a las 5.30. Era domingo de votación, así que esperé a las nueve de la mañana para ir primero al colegio electoral. Me levanté de la cama, fui al baño y me duché con calma, acariciándome con cariño. Hablando con ella, entre contracciones. **Bailé desnuda delante del espejo con una sonrisa de oreja a oreja.**

Fue un parto muy duro, largo y doloroso, pero las matronas que me atendieron durante ese día fueron un amor. La noche fue otra historia: no me dejaban moverme, temblaba, tenía mucho frío… Recuerdo el miedo que sentía a que las cosas no fueran bien.

Nora nació al día siguiente a las 10.05 de la mañana, tras un parto vaginal muy instrumentalizado y traumático. Y después de todo, llegué entre sábanas ensangrentadas a una habitación llena de gente. Gente que no conocía.

Había una chica más joven caminando por la habitación con su bebé en brazos. Comentaba que su parto había sido rápido y maravilloso. Decía que había sido todo muy fácil y breve. Y como no podía ser de otra forma, me puse a llorar, de dolor, de agotamiento, de felicidad, de miedo. De todo y de nada. Estaba sola en esa habitación con mi bebé en los brazos.

Cuando, al cabo de un par de días, me dijeron que ya me podía ir a casa, no me lo podía creer.

—¿Ya? Pero si no puedo moverme.

¿Cómo lo haría? Si no podía con mi alma.

—Como tú veas, Raquel —me dijo la enfermera—. Aquí, poco más podemos hacer por ti.

LOS PRIMEROS DÍAS

Nora era una niña que luchaba por no dormir. Solo quería brazos y movimiento. Me daba la sensación de que para ella descansar era perder el tiempo y perderse el mundo.

Leí y escuché varios pódcast sobre las ventanas del sueño y las mil crisis que nos faltaban por vivir. Usé ropa mía para ponerle en la cuna (esa que nunca uso). Rutinas, horarios… Le canté canciones de todo tipo, ruido blanco, masajes, aceites esenciales, mantras, rezos… Y nada… Para lo único que me sirvió fue para aceptar que ella era así. Eso o volverme loca.

Me tocó portear mucho… Dejé de mirar las horas, de contar los minutos, y empecé a fluir. Recuerdo llorar a altas horas de la noche, pidiéndole por favor que me dejara descansar, diciéndole que no podía más… Y a veces, con mi lloro, se dormía. Odié las motos, a los vecinos y el camión de la basura. Incluso dudé si ponerme pañales para no tener que levantarme para ir al baño. Una tortura…

La verdad es que tampoco dejé que me ayudaran en nada. Deseaba cada lágrima, cada segundo sin dormir. No quería perderme ni un pañal. Quería vivirlo todo. Y eso hice.

LA MATERNIDAD ES DIFERENTE PARA CADA UNA, Y NUNCA SABES CÓMO VA A SER TU EMBARAZO, TU PARTO, TU LACTANCIA, TUS NOCHES... NO SABES NI CÓMO SERÁS TÚ, CÓMO LO SENTIRÁS, VIVIRÁS, SUFRIRÁS O DISFRUTARÁS.

Comparar es, inevitablemente, caer en un error. Cuando una frase empieza con «yo más» o «lo mío peor», para mí se acabó la conversación. ¿Cómo lo sabes? ¿Para qué necesitamos esa competición inútil que no nos ayuda nada? Solo daña, ataca e invalida lo que sienten las demás.

No está demostrado que una mujer que tenga un parto vaginal sufra menos que una que ha tenido una cesárea. Una mamá con un corte vaginal puede tener muchísimo dolor y otra con cesárea puede caminar al segundo día. Y viceversa. Porque cada caso es único y diferente. Y eso lo tenemos que aplicar a todo.

En mi caso, viví mis primeros días como una leona protectora. No me gustaban las visitas, ni salir a la calle. Necesitaba crear mi guarida y hacerla nuestra. Necesitaba sentirla cerca de mí en todo momento. Esos sentimientos tan animales no los escogía yo, no era algo que había decidido. Era algo que sentía en mis entrañas, como un instinto protector inexplicable.

Me sentí cuestionada en muchos momentos. Y juzgada... Pero mi intuición me decía que lo estaba haciendo bien. Porque solo yo notaba lo que sentía Nora. Éramos como un humano separado en dos. Sus dolencias eran las mías y viceversa.

Me sentía observada con lupa cuando venían visitas o familiares. Soy una persona altamente sensible —lo que ahora se denomina PAS—, y eso hacía que notara todas las vibraciones y energías de mi alrededor. Cuando mejor me sentía, cuando era yo cien por cien, era estando solas.

Mi madre me ayudó los primeros días con las compras y la cocina, aunque ese cambio de papeles fue complicado para las dos.

Ella ha sido una pieza indispensable durante mi camino hacia la maternidad. Creo que cuando una hija se convierte en madre, todas las piezas de la pirámide familiar se mueven, de tal manera que todos tienen que buscar nuevamente su lugar. Y eso pasó durante esos días en mi casa.

Qué curiosa la vida, que de golpe…

Llegó una pandemia mundial y la actualidad parecía sacada de una película de miedo. Pero no os negaré que, para mí, fue casi como un regalo, a pesar de que suena horrible que lo diga. Soy muy consciente de todo lo que provocó y que fue terrible para la mayoría; yo solo hablo de mi más íntima vivencia: me alegré de que pudiéramos quedarnos solas en casa. De no tener contacto con nadie, de poder maternar en calma y a mi ritmo.

Nora tenía casi cuatro meses. El 14 de marzo para mí es el día que se volteó por sí misma por primera vez y empezó a ver otra perspectiva del mundo. Empezó una nueva etapa.

Me quedaban solo días para incorporarme a trabajar. Sentía un nudo en el estómago, impotencia, rabia, pena, injusticia… ¿Cómo podía dejar una personita tan pequeña? Nadie sabría cuidarla como yo… Me tendría que sacar leche e ir a trabajar mis ocho horas detrás de una barra, aguantando tonterías. Me imaginaba allí, haciendo cafés y sirviendo cervezas a desconocidos. No me sentía preparada, ni física ni psicológicamente.

Entonces empezó el confinamiento, que inicialmente iba a durar quince días, pero se alargó. Cerraron muchos locales de restauración, pero en mi caso, al ser una gasolinera, se consideraba servicio mínimo. La empresa realizó un ERTE de un 60 por ciento de la jornada, y yo pedí reducción del otro 40 por ciento para poder conciliar. Lo que no sabía es que no cobraría nada de nada en los siguientes tres meses.

Las primeras semanas fueron geniales. Nora dejó de ser un bebé y cada día era un nuevo reto para ella. **Pasábamos horas en el suelo sin mirar el reloj, ni pensar en el tiempo, ni en nada más que en nosotras.** Mientras, el mundo exterior se desmoronaba.

Adelgacé muchísimo. Daba el pecho a todas horas para alimentar a Nora, pero yo no me acordaba de comer. Caminaba kilómetros diarios pasillo arriba y pasillo abajo, parando solo para que la peque pudiera entrenar. Le quedaba poco para gatear y eso le creaba mucha frustración. Empezó una nueva temporada de lloros y yo ya no podía con mi alma. En resumidas cuentas: entré en depresión.

Leí por internet que los bebés nacidos instrumentalmente podían tener el sistema nervioso dañado por el uso de fórceps o ventosas, que les podía provocar irritabilidad, aparte de muchos otros síntomas. Llamé a una chica especialista en peques y vino a hacernos una visita.

Siempre recordaré ese día. Laura vino «disfrazada», cubierta de pies a cabeza, doble mascarilla y guantes. La verdad es que me impresionó mucho. Nos sentamos en el comedor y ella empezó a examinar a Nora. Me preguntó cómo estábamos llevando la situación y me puse a llorar. Un lloro de esos desconsolados que no puedes evitar.

—Raquel, ¿te puedo examinar a ti?

Me preguntó por el parto, por mi recuperación. Por los puntos de mi vagina. Me preguntó si dormía… Se preocupó por mí… Nora empezó a mamar y se hizo el silencio.

—Raquel, Nora está bien. La que no está bien eres tú, y ella lo nota.

Tenía dos opciones, coger esas palabras y malinterpretarlas o hacer algo al respecto.

Durante unos días, intenté relajarme, respirar. Analicé todos mis actos centrándome en mí. En cambiar mi energía para ver resultados en ella. Pero nada cambiaba… Y yo cada día tenía menos paciencia, menos fuerza. Y exploté. Las noches eran interminables y repetitivas.

—Nora, no puedo más. ¡Cállate ya!

La puse en la cama y me fui al baño, dejándola sola en la habitación. En ese momento era ella o yo. Lloré fuerte, sin consuelo. Me dejé caer al suelo, gritando entre las toallas. Notaba una rabia interna que no podía evitar. Me mordí la mano con toda mi fuerza.

Me di miedo a mí misma.

Al día siguiente, llamé a mi terapeuta. Había hecho alguna sesión con Marina antes del confinamiento. Me contó que estaba intentando retomar alguna quedada de madres, de manera online, para acompañarnos y escucharnos.

Me apunté a una de las quedadas. Pero cuando todas las otras mamás se conectaron, era la única que estaba con el bebé en brazos. Empezaron a contar cómo estaban viviendo el posparto confinadas. **Me considero una persona muy empática, pero en ese momento no pude serlo. No teníamos la misma realidad, y sus problemas no eran ni de lejos los míos.** Estaba cayendo en eso que no quería: comparar nuestro dolor y nuestros sentimientos. Yo más…

Y me desconecté.

Le mandé un mensaje diciendo que había tenido un problema con la red. Pero no era verdad… No puedo describir con palabras cómo me sentí.

Un día, mientras estábamos en nuestra sesión de pasillo, me mareé. Empecé a verlo todo borroso y tuve que sentarme en el suelo. Nora se puso a llorar, porque quería movimiento, pero yo no tenía fuerza. Mi cuerpo y mi mente empezaban a flaquear. Necesitaba que alguien me ayudara, pero los médicos y los hospitales no estaban para tonterías… Así que llamé directamente al 112.

Me atendió una mujer que no fue de mucha ayuda.

—Tu niña necesita una madre fuerte. ¿Crees que tú le puedes hacer daño?

No podía creerlo. Solo quería ayuda. Aquella fue para mí la gota que colmó el vaso. ¿Daño a mi hija? ¿A la personita que más quiero en el mundo? ¿A la que he creado en mi interior?

¿Por qué os cuento todo esto y qué tiene que ver con la alimentación infantil? Porque cocinar nos hizo crecer. Nos ayudó a cambiar de color nuestros días. Y para nosotras este libro es mucho más que un libro de recetas.

Este libro es parte de nuestra historia.

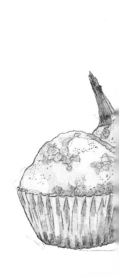

2

Cada familia es un mundo

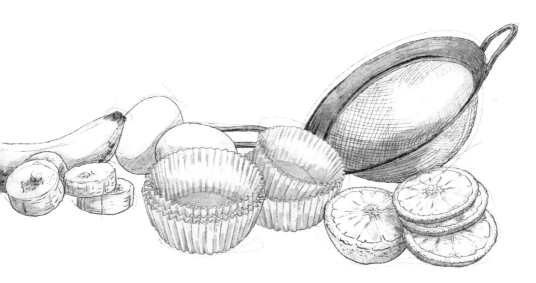

Ser familia monomarental hace que estés las veinticuatro horas del día pegada a tu peque. Duchándote, colgando la ropa, haciendo la cama, barriendo, cocinando… Y eso es algo muy duro, pero, a la vez, superpositivo, ya que Nora se ha familiarizado con las tareas de la casa, como algo más del día a día.

En muchos casos, cuando hay dos adultos conviviendo, uno suele hacer los quehaceres del hogar, mientras el otro juega o distrae al peque. Y eso no es malo en sí mismo, ¡nunca diría eso! Solo quiero indicar que, a veces, esto hace que el peque se pierda toda esta parte de las actividades diarias de una familia.

Nunca me atrevería a decir que algo funciona en todas las familias y en todos los casos por igual, pero sí que creo que ayuda a que los niños vivan con más normalidad el formar parte de su casa. No solo ordenar juguetes y echar la ropa sucia a lavar, sino colaborar en todo, como uno más.

Cuando Nora ya vivía de forma permanente en el suelo, disfrutaba de ayudarme a colocar la fruta y la verdura en la nevera. Me gusta comprar los productos frescos de temporada y de proximidad. Parece muy bohemio dicho así, pero os animo a buscar por vuestra zona a algún agricultor que venda semanalmente, directamente de su huerto. Vais a alucinar con el olor y el sabor que tienen los productos frescos, que vienen directamente del campo.

NO CREÁIS QUE NUESTROS INICIOS EN ALIMENTACIÓN
FUERON PERFECTOS. TAMBIÉN TUVE MIS MIEDOS
Y MIS DUDAS, COMO TODAS.

Cuando vi que Nora empezaba a tener interés, leí todo lo que encontré en cientos de webs… y me agobié. Porque sí, para sorpresa de nadie, resultó que había mil informaciones contradictorias por todas partes.

Escribí a todas las mamis que tenía en la lista de mi wasap y llamé al pediatra, pero como seguíamos en confinamiento, aquello tampoco era importante ni urgente para ellos. Así que volvía a estar sola.

Lo primero que hice fue ver un vídeo de primeros auxilios. Os aconsejo que hagáis algún curso, si podéis de forma presencial, mucho mejor. Aunque os aviso que vais a salir enfermos, porque te deja mal cuerpo. Pero es muy necesario para saber actuar en un momento puntual si se produce un (¡esperemos que no!) atragantamiento.

La primera duda que tuve fue si haría BLW o triturados. La verdad es que la alimentación infantil es todo un mundo, pero si hablamos de la información que nos dan los pediatras, ya es para hacer otro libro aparte.

Mi intención es compartir contigo mi aprendizaje y la información más actualizada que tenga, así como todos los consejos que me han ido bien a mí y, sobre todo, muchas ideas para que puedas crear tus propias recetas. Pero recuerda que la que decides cómo y de qué manera vas a ser tú.

Yo empecé con un trozo de brócoli al vapor. Era la imagen que más veía en internet. Así que lo preparé todo y aquí empezó nuestra nueva etapa. Un festival de colores, olores y sabores, pero también de caos, suciedad y desesperación. Pero ¿a quién se le había ocurrido eso del BLW? ¡Era una marranada!

No sabía si había llegado a comer algún trozo. Lo único que tenía claro era que la niña había disfrutado lo nunca visto. El brócoli había quedado descuartizado y todo a su alrededor estaba lleno. También ella estaba cubierta de trocitos. En ese momento, decidí que haríamos triturado, sí o sí. Ni de coña iba a estar limpiando cada día. Lo tenía clarísimo.

Pero lo que se me olvidaba era que no decidía solo yo.

Al día siguiente, preparé con todo mi amor un triturado dulce, con plátano. Todo parecía perfecto. El bol con ventosa, cucharita a conjunto y su babero nuevo y limpio esperándola.

Spoiler: fue un verdadero desastre.

Nora quería poner la mano en el bol, así que se lo alejé. Cogí la cuchara para acercársela, pero quería cogerla ella. Empezó a llorar y a frustrarse. Intenté calmarla, hablándole y contándole qué le había preparado. ¿Dónde estaba la niña divertida y feliz del día anterior? No dudé ni un segundo en cogerla en brazos y alejarla de ese escenario. Ella había decidido por las dos.

SU PRIMER CONTACTO CON LA COMIDA

A Nora le brillaban los ojos cuando la dejabas investigar y descubrir por ella sola. Era un nuevo mundo lleno de colores, sabores, olores y texturas.

La que tenía que cambiar el chip era yo. Quería que su relación con la comida fuera lo más sana posible, así que tenía que sanar mi propia relación con ella para no repetir patrones.

LA RELACIÓN CON LA COMIDA EMPIEZA DESDE PEQUES. Y POR ESO ESTÁ EN NUESTRAS MANOS, COMO CUIDADORES, QUE LA ALIMENTACIÓN SEA SALUDABLE.

Y no hablo de la calidad de los productos, que también, sino **de que la conexión que tengan con la comida sea sana.**

- Acábate lo del plato o lo tendrás para cenar.
- Como no te lo comas todo no irás a jugar.
- Hay muchos niños que mueren en el mundo y tú aquí sin valorar lo que tienes.
- Si no comes la verdura, no hay postre.
- No vas a crecer si no comes.
- Mira qué bien come tu hermano.
- La abuela se pondrá triste si no comes.
- He estado horas para cocinarte, así que ya puedes comer.

¿Te suena alguna de estas frases? Como puedes ver, en ellas se esconden chantajes, prisas, obligaciones, castigos, comparaciones, presión y una relación totalmente tóxica con la comida. Estas palabras no van a ayudar a que el adulto consiga que el niño coma más o mejor; lo único que van a conseguir es todo lo contrario.

Van a dejar de escuchar a su propio cuerpo, a relacionar la hora de comer con un momento de gritos y estrés, obligándose a comer para ser «buenos niños», sin aprender a entender correctamente las señales de su organismo.

La alimentación complementaria no solo es teoría y seguir unas normas (pautas para mí). Es dejarte fluir y, sobre todo, observar a tu peque. Los niños son muy perceptivos. Notarán tu estado de ánimo, tu estrés o tus miedos.

La maternidad está muy relacionada con la psicología, con trabajarnos, con revivir nuestra infancia y analizarla desde otra perspectiva. Ellos nos hacen mirarnos internamente, para poder expresar amor externamente, para poder expresar seguridad y confianza hacia ellos.

La relación con la comida no solo es importante para la salud física, sino también para nuestra salud mental y nuestra «salud social». Los peques nos observan mientras comen, **por eso es muy importante ser un ejemplo para ellos.** Y también crear un ambiente agradable para ello.

No podemos obligarles a comer ciertos alimentos «saludables» y que luego nos vean comiendo alimentos que ellos tienen «prohibidos» por no ser saludables. La incoherencia que esto les genera afecta a su relación con la comida.

Es bueno que participen en la compra de alimentos, cocinar con ellos y mezclar colores, texturas, formas, etc.

LA COMIDA, ADEMÁS DE UN ALIMENTO, ES UN PLACER, Y LLEVARSE BIEN CON ELLA ES FUNDAMENTAL PARA NUESTRA FELICIDAD.

Cuando algo le da asco a un niño, lo mejor es hacerle caso. Ignorar esa sensación solo sirve para que el niño desaprenda a escuchar a su propio cuerpo. Y tú, ¿todos los días tienes la misma hambre? ¿Siempre tomas a la misma hora idéntica cantidad de alimento? ¿No hay días en que tienes menos apetito o más desgana? ¿En los que un tipo de alimento te apetece más o menos, o mucho o nada? ¿Acaso no hay alimentos que no te gustan y evitas?

Cuando ellos se involucran y lo ven como un proceso creativo, viven la relación con la comida como un juego y como algo saludable, no como una obligación.

EL BLW *(BABY-LED WEANING)*

El BLW no es algo moderno y pasajero, todo lo contrario, es un antiguo método de alimentación que ha vuelto para quedarse.

Se basa en la introducción de los alimentos, dejando que el bebé se autorregule yendo mucho más allá de cómo presentar los alimentos, ya sean sólidos, blandos o triturados.

Para nuestros peques es un medio más de explorar el mundo y descubrir sus propios sentidos. Puede que los primeros días (incluso semanas) solo huelan, aplasten, tiren o miren el alimento, pero eso forma parte de su aprendizaje.

Con Nora, cada día era una aventura nueva. Con sus caras y su expresión corporal, podías casi saber qué le pasaba por la cabeza. Había miles de sabores y texturas.

Yo me organicé con una lista en la nevera, donde hice varias columnas. Frutas, verduras, cereales. Empecé con los alimentos que más solía usar en casa. Y cada mañana (sin marcarme un horario fijo) dedicábamos un rato a estar en la cocina.

Durante el primer mes, me dediqué a ofrecerle los alimentos más básicos. Cocinados al vapor, a la plancha o al horno. Pero poco a poco vi que el método tenía que evolucionar y que yo no podía cocinar dos platos cada día. Llegó el momento de adaptarnos una a la otra.

—Nora, tendremos que comer lo mismo. Buscaré la manera de juntar tu alimentación y la mía.

Todos mis trabajos han estado relacionados con la alimentación. He sido camarera, dependienta, pastelera y cocinera. He tenido dos negocios propios. Un bar donde ofrecía platos combinados y tapas (elaboradas por mí). Pero nada como mi tienda Tot a pes (todo a peso), donde vendía productos ecológicos a granel. Frutos secos, harinas, especias, arroces…

Monté mi negocio desde cero. No solo vendía, sino que también daba ideas de cómo cocinar lo que la gente compraba. Creé un blog y un perfil en Facebook donde compartía recetas y mucha información de los alimentos que vendía.

La alimentación de Nora hizo que volviera a conectar con esa Raquel creativa, con esas ganas de elaborar, de cocinar y también de compartir. Y entonces empezó el desconfinamiento. Recuerdo el día que nos dejaron salir por primera vez una hora a la calle. Establecieron horarios por edades, con unas normas estrictas.

Nos vestimos de calle, nos pusimos los zapatos, la mascarilla y bajamos las escaleras de casa. No pude evitar emocionarme... Salí a la calle y respiré. Nora estaba alucinando. Tenía los ojos superabiertos y miraba a todos lados. No puedo describir con palabras su expresión.

Creo que fueron muchos los factores que hicieron que empezara una nueva etapa para nosotras. **Recuerdo la primera elaboración que hice para las dos: una hamburguesa de pavo y manzana.** La hice con tanto cariño y amor que no pude evitar hacerle unas fotos y subirlas a Instagram. Y no sé por qué razón, ese mismo día, creé @blw_receptes.

En pocos días, fue como una cadena. Cada día llegaba gente nueva, gente que no conocía, para ver qué comíamos. En mis inicios solo compartía una foto de la receta y su nombre. Pero la gente me pedía cada vez más información.

¿Qué lleva? ¿Qué cantidad? ¿En qué sartén?... Pero no veía el momento en las veinticuatro horas de mi maternidad en que poder dedicarme a escribir. Así que seguí con un carrusel de fotos y los ingredientes.

La evolución de mi perfil ha sido tan natural y gradual que fui creciendo y aprendiendo con el tiempo. De una foto a un carrusel, de un nombre a una receta detallada... Empezaron a compartir conmigo por privado las fotos de los platos que elaboraban con mis recetas y me daban las gracias. Me mandaban incluso vídeos con sus peques devorando la comida. Y eso me encantó.

Nunca salía yo hablando, ni mostraba nada personal. Pero un día no pude más y exploté, me desahogué en directo. Lo dejé todo en esa comunidad que había empezado a sentir que me arropaba. Como si hablara con una amiga... Nora dormía y yo no podía dejar de llorar a causa de mis preocupaciones: ¿cómo pagaría la comunidad de vecinos, el gas, la luz, las facturas...?

Hacía tres meses que tiraba adelante como podía. Estaba vaciando el congelador, cortando bodis de Nora para adaptarle la ropa, buscando cualquier material de casa para poder jugar: los moldes de las magdalenas, tapones de los envases, mi brocha del maquillaje… No os puedo describir con palabras la repercusión de esos vídeos. Me emociona aún contar lo que pasó. Salieron un montón de madres queriéndome mandar ropa y juguetes para Nora. Nos querían ayudar como fuera… «Raquel, deja que te ayude, tú compartes con nosotros recetas a diario y quiero agradecer tu trabajo y dedicación».

MI MENTE SE ABRIÓ Y PENSÉ QUE, A LO MEJOR,
LO QUE ESTABA PASANDO ERA UNA SEÑAL
PARA REINVENTARME. SABÍA COCINAR, ME ENCANTABA
EL CONTACTO CON LA GENTE Y, CÓMO NO, LOS PEQUES.

Mi perfil pasó a ser solo de recetas a un perfil un poco más personal, donde compartía lo que sentía, mis reflexiones, mis miedos y alegrías. Me escribían otras mamás, y se creó una tribu virtual brutal que me ayudó a crecer. **Era como un intercambio. Yo enseñaba mis ideas culinarias, mi día a día en la cocina con Nora, y ellas me ayudaban a tener vida social y a sentirme menos sola.**

Pero ¿cómo cocinas estando sola con Nora?

¿Cómo lo haces?

Yo tengo pareja, pero ¡como si no la tuviera!

Cómo te admiro.

Te siento como una amiga…

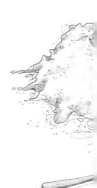

3

En la cocina cabemos todos

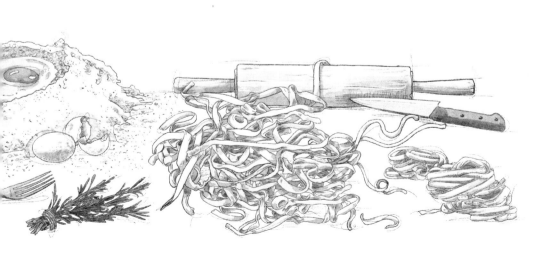

Todas podemos. Nos adaptamos a las situaciones que se nos presentan de una manera increíble. Tenemos una fuerza inhumana, una energía interior que hace que podamos con todo, aunque haya días que todo sea negro, aunque las fuerzas a veces flaqueen.

LA COCINA ES MUCHO MÁS QUE COCINAR PARA
ALIMENTARSE. ES UN MOMENTO DE AUTOCUIDADO, UN
MOMENTO SOCIAL, FAMILIAR, INCLUSO RECONFORTANTE.

Hay varios factores que hay que tener en cuenta para cocinar con un ambiente agradable para ti. Yo no soy ningún ejemplo, ya que mi cocina es pequeña, estrecha. Me falta espacio de almacenaje, y, por qué no decirlo, luz natural. Mi sueño siempre ha sido tener una cocina amplia, blanca, con toques de madera y muchas ventanas.

Dejando los sueños aparte, **intenta tener un espacio de trabajo despejado y lo más ordenado posible.** La música y los aceites esenciales te pueden ayudar a crear un ambiente que se adapte a tu día. A lo mejor un domingo con mucho tiempo te apetecerá un tipo de música u otra. O un aroma más cálido o cítrico.

Intenta trabajar con alimentos de temporada, de huerto, de kilómetro cero, se podría decir, que te ayuden a transportarte. Cocina productos frescos, ya sea pescado, carne o verduras. Y sobre todo disfruta trabajando con ellos.

SI TÚ APRENDES A DISFRUTAR PREPARANDO LA COMIDA, TU PEQUE TAMBIÉN LO HARÁ.

Cuando ellos se involucran en el proceso, viven esos momentos como un juego saludable y familiar. Adapta ese momento a tu realidad, a tu día a día. No todas tenemos todo el tiempo del mundo. Trabajamos ocho horas o más y llegamos a casa sin ganas. Soy consciente de ello. Pero **busca esos momentos** los fines de semana. No tienes que estar y hacer todo al cien por cien. Ninguna de nosotras es una *superwoman* ni una madre perfecta. **Por eso, busca y adapta mis ideas a tu situación y a la edad de tu hijo o hija.**

Si es muy peque, acércale con la trona a la cocina. Dale alguna fruta, verdura o algún utensilio para que pueda jugar mientras tú cocinas. Hazle partícipe de ese momento. Háblale. Es muy importante la comunicación entre vosotros. Cuéntale qué vas a cocinar.

Si su edad ya se adapta más para que pueda participar activamente, hazlo. Ya verás cómo disfrutáis los dos. Sí, tardarás más, ensuciarás más y será a lo mejor un poco más caótico, pero valdrá la pena. Créeme.

LOS NIÑOS HAN VENIDO A NUESTRA VIDA A ENSEÑARNOS MILES DE COSAS. Y UNA DE ELLAS ES A VIVIR EL MOMENTO.

Así que hazlo. Desconecta de esa mamá pendiente del móvil, del reloj, de los horarios y obligaciones y déjate fluir.

Te recomiendo que busques cosas que puedan hacer ellos, por ejemplo, rebozar, batir un huevo, cortar alguna verdura. Hay cuchillos especiales para ellos. Pídeles que te acerquen algo que necesites, o que no necesites. Pero hazles sentir que forman parte de esa elaboración. Seguro que, si te han acercado el aceite, esos macarrones estarán mucho más buenos.

De esta forma el momento de cocinar se vuelve algo familiar. Si compartís esos momentos, se volverán más agradables. Y todos mejoraréis vuestra relación con la comida.

Podéis ir a comprar juntos, subir las bolsas, colocar y guardar las cosas en la cocina. Ayúdale con libros a descubrir dónde crecen las hortalizas y las frutas. Enséñale de muy pequeño el origen de lo que coméis. Hay una variedad enorme de libros con ilustraciones que os pueden ser útiles.

LOS ALIMENTOS DAN MUCHO JUEGO. POR SUS FORMAS, SU COLOR, SU TEXTURA, SU SABOR. CON ELLOS PODEMOS TRABAJAR TODOS NUESTROS SENTIDOS.

Os voy a contar un recuerdo de juventud. Trabajé con un cocinero argentino, Norberto. Yo era camarera, pero me encantaba verle cocinar y crear. Su restaurante era pequeño y acogedor, y su socio, Juan, era un hombre ciego.

Crearon las «cenas a ciegas». Un menú cerrado en el que ofrecíamos varios platos pequeños. Los comensales entraban con los ojos vendados y teníamos la luz al mínimo. Tenían que comer con las manos y dejarse llevar por su olor, textura y sabor, para descubrir qué estaban comiendo.

Cuando la experiencia terminaba y les preguntabas qué habían sentido, era impresionante escucharlos. Al anular uno de sus sentidos, los otros cogían más fuerza y los sabores se potenciaban.

Para mí, la alimentación de los peques es algo parecido, ya que ellos prueban por primera vez cada alimento, con todos sus sentidos.

- Con la vista, descubren los colores. Fríos, cálidos, oscuros…
- Con el olfato, la fragancia de cada cual.
- Con el tacto, sus texturas suaves, rugosas, incluso la temperatura.
- Con el gusto, sus sabores ácidos, dulces, amargos.
- Con el oído, también descubren los ruidos del tenedor o sus manos aplastando el plátano.

¿Te has parado a pensar que no a todos nos gusta todo? Espera, me expresaré mejor. Puede ser que el melocotón no te guste por su sabor, por su olor o por su textura. Y a tu peque le puede pasar lo mismo con algún alimento.

Por eso es importante tener en cuenta sus expresiones y no forzar. Puede ser algo temporal, algo permanente o algo pasajero. Por ejemplo, a Nora no le gustó nada la naranja, pero fue algo puntual. A lo mejor ese día estaba un poco ácida o la textura directamente no le atrajo, y la rechazó. Pero fue algo puntual, porque luego la devoraba.

También puede ser temporal, porque durante la alimentación de tu peque verás que habrá etapas de todo. No siempre comerá de la misma manera, y habrá muchos factores que pueden afectar en ello. Por último, hay rechazos permanentes, pero no se debe forzar para nada. Intenta recordar cuando tú eras pequeña y seguro que te viene a la mente algún alimento o plato que detestabas con toda tu alma, y a lo mejor te obligaban a comerlo.

Puede ser porque no soportas su olor, o el sabor te repugna, o la textura puede contigo. Y está bien que haya alimentos que no te gusten. O que sepas que no te sientan bien. O que puntualmente ese día no te apetecen.

Con nuestros peques pasa lo mismo. Deja que sea consciente de sus sensaciones y deja que marque sus gustos. Ignorar lo que le gusta o lo que le disgusta solo servirá para que el peque desaprenda a escuchar a su propio cuerpo.

ASESORAR A OTROS

—Raquel, ¿te animas a hacer una charla de BLW en mi centro?

—No sé, nunca he hablado delante de nadie.

—Pero si hablas cada día delante de miles de personas.

—No es lo mismo, yo hablo sola con el móvil, en mi casa, ¡tranquilamente!

Queralt fue la primera que me abrió ese camino, que me ofreció su centro para hacer mi primera charla en público, delante de varias familias. Hacía poco que había terminado el curso de asesora de BLW, pero tenía claro que no era nutricionista ni dietista, y quería marcar muy bien esos límites.

Me preparé esa charla con mucho cariño. Quería compartir todo lo que sabía, toda la información que había aprendido y especialmente mi experiencia como cocinera y madre.

Desde entonces, he dado varias charlas en centros, tiendas y colegios con grupos reducidos, en las que he conocido miles de casos y aprendido muchísimo. Cada día he ido ampliando y mejorando mis intervenciones.

Organicé esa hora y media en varias partes.

Siempre empezaba dejando que las familias se presentaran brevemente, exponiendo sus casos. Edad, nombre del peque y momento actual, si habían empezado ya con la alimentación o en qué punto estaban.

En algunas charlas la energía era maravillosa y veía mucha complicidad y empatía entre ellas. Estas eran las mejores charlas, las que fluían. Otras veces había visto medias sonrisas, expresiones que me daban malas vibraciones porque algunas se comparaban para bien o para mal, sin ver que cada caso es distinto y que hay muchos factores que se deben tener en cuenta.

En la maternidad, nadie tiene la razón por completo, nadie es perfecto y todos cometeremos fallos. Cada uno tiene sus tempos y sus etapas. Y para crear la famosa llamada «tribu», es importante saber acompañar, no juzgar o invalidar lo que esa familia vive y siente. Solo escuchar y empatizar.

Había familias que venían con muchos miedos y dudas. Algunas venían acompañadas de abuelas o familiares que iban a estar con el peque, formando parte de su alimentación. Algunas muy seguras de sí, otras nada convencidas.

Cada situación es distinta. Y no todas las familias que deciden empezar con el BLW tienen todo el tiempo del mundo. Por desgracia, en nuestra sociedad tenemos unos permisos de maternidad y paternidad muy cortos. En muchos casos, a los cuatro meses el bebé ya tiene que separarse de sus progenitores.

Aquí entran las escuelas infantiles, o la familia más directa.

He hablado con las dos partes y muchas veces son personas que no están preparadas psicológicamente para llevar a cabo este estilo de alimentación. A veces se sienten presionadas y eso les genera mucho miedo. Y en las escuelas infantiles no están preparados para que los peques sigan este tipo de alimentación a base de sólidos o trozos.

En el caso de la familia directa, lo más común es que les toque a las abuelas el papel de cuidadoras, mientras la madre o el padre están en el trabajo. En mis charlas he conocido a abuelas que claramente estaban cien por cien de acuerdo en ofrecer trozos, ya que en su pueblo, cuando ellas eran pequeñas siempre había sido así. Pero, para muchas otras, el BLW es algo muy «moderno» y una locura.

En los centros escolares o escuelas infantiles, las monitoras de comedor no se sienten nada cómodas, porque es mucha la responsabilidad que tienen alimentando menores que no son suyos. En el BLW, la atención en el menor mientras se alimenta debe ser exclusiva. No se puede dejar solo ni distraerse mientras este se alimenta. Y eso en los colegios es imposible, ya que no hay un monitor por niño.

En estos casos, se puede aplicar una alimentación mixta. Los purés, cremas o triturados son bienvenidos, sin ningún tipo de problema. Pero es posible que el menor no tenga interés o se niegue a comer cuando le quieren alimentar sin darle opción de ser él el que gestione la cuchara.

Lo importante de todo esto es que los adultos que estén a cargo de los peques se sientan seguros y se les permita escoger qué les es más cómodo a la hora de cuidar de nuestro hijo o hija. Nosotros mismos estaremos más relajados sabiendo que esa persona, ya sea familia o no, se siente tranquila con la situación.

¿Qué debemos tener en cuenta a la hora de empezar con la alimentación complementaria?

- **Que tenga 6 meses.** No tenemos prisa. Tu peque tiene que estar preparado para empezar esta nueva aventura. Si no ha cumplido con los siguientes requisitos, no vendrá de unos días o semanas. Si tu peque fue prematuro, debes tener en cuenta su edad corregida.

- **Que tenga interés.** Es posible que haga tiempo que muestre interés y que te haya costado esperar a sus 6 meses de edad, ya que la presión social y familiar puede que te haya tentado a empezar antes de hora. Pero cada punto de esta tabla tiene su porqué.

- **Que haya perdido el reflejo de extrusión.** Los bebés nacen con este mecanismo innato para expulsar con la lengua cualquier objeto o alimento que no sea leche.

- **Que se mantenga sentado por sí solo.** Mantenerse sentado no es lo mismo que sentarse solo, sino que sea capaz de sentarse erguido sin perder el equilibrio. Eso nos indicará la madurez de su sistema digestivo.

· **Que haya desarrollado la coordinación visomotora.** También conocida como la coordinación mano-ojo. Ser capaz de coger solo el alimento, observarlo y ponérselo en la boca.

Recuerdo que, en uno de los centros en los que impartí charlas, hicieron un test de satisfacción. Una de las preguntas era: «¿Qué te ha faltado en la charla?».

Todas las familias pusieron cosas distintas. A algunas les había faltado práctica (métodos de corte), a otras más recetas, a otras más teoría… Entendí que cada una venía a las charlas buscando algo concreto, y empecé a analizar las diferentes familias que venían y qué es lo que querían encontrar. **Me di cuenta de que nunca podría ofrecer una charla cien por cien completa en tan poco tiempo.**

Tenía muy claro lo que quería conseguir en esas charlas. Deseaba que las personas que vinieran desbloquearan la manera de ver la alimentación de sus peques, que hicieran un cambio de chip, perdieran sus miedos y salieran relajadas y con ganas de empezar.

Supe que estaba logrando mi propósito cuando las familias entraban con su libreta y su boli, con la intención de apuntar toda la información que les iba a dar, pero a la media hora se acomodaban en la silla, me miraban relajadas y querían participar de la charla. Salían sin nada apuntado, pero agradeciéndome ese rato.

La última frase de mis charlas siempre es la misma:

ESTO NO ACABA AQUÍ. OS DEJO MI PERFIL Y MI CONTACTO. PORQUE SÉ QUE CUANDO SALGÁIS DE AQUÍ Y LLEGUÉIS A CASA OS VENDRÁN MILES DE DUDAS Y PREGUNTAS QUE A LO MEJOR NO HEMOS RESUELTO.

Así que, cuando acabes este libro, toma nota: eres libre de escribirme para poder cubrir cualquier duda que se te ocurra.

A COMER EN FAMILIA

Cuando empecé a ofrecer asesoramientos personalizados, me di cuenta de que para mí era mucho más satisfactorio ayudar a las familias de tú a tú, atendiendo a las necesidades de cada una.

Al tiempo que ellas aprendían, aprendí yo también muchas cosas de todas ellas. Pero siempre empezaba, como debe ser, por el principio: pidiéndoles que rellenaran un formulario inicial para poder tener las pautas de lo que necesitaba y lo que buscaba esa familia.

Se parecía mucho a este:

· ¿Qué edad tiene tu peque?
· ¿Cuántos miembros sois en la familia?
· ¿El peque come en la escuela infantil o en casa de algún familiar?
· ¿Cuáles son algunas de las comidas habituales en el menú familiar?
· ¿Cuáles de esas comidas las preparáis juntos?
· ¿Quién hace la compra?
· ¿Quién cocina?

Estas preguntas me ayudan a formarme una idea del conjunto familiar y sus rutinas de alimentación. Puede que el peque aún no tenga los 6 meses y la familia quiera informarse antes de empezar, o puede que lleven unos meses y quieran que la acompañe y ayude en el proceso.

Me gusta saber las comidas que hacen juntos, quién compra u organiza las comidas semanales o quién cocina en casa. Es importante también saber qué tiempo pueden dedicarle al inicio de la alimentación de su hijo, ya que cada familia es un mundo y las asesorías personalizadas me ayudan a poder centrarme mucho más en ese peque y su núcleo familiar. Después organizábamos una reunión online donde resolvíamos todas las dudas, y les ofrecía mis conocimientos, no de un modo teórico y serio, sino desde un nivel horizontal donde ellas podían sentirse cómodas y nos podíamos conocer mucho más personalmente.

Después manteníamos un contacto directo para que las familias pudieran compartir conmigo su día a día y las dudas que les fueran surgiendo. Eso les hace sentirse acompañadas y con menos miedos. Desde fotos de productos o platos, pasando por material que necesitan para empezar o vídeos de cómo el peque gestiona sus primeros alimentos. Es el momento que más me gusta de todos, porque veo el proceso, no solo de los más pequeños, sino de los familiares.

En este libro voy a mezclar un poco lo que imparto en mis charlas y en mis asesoramientos personalizados. En el recetario que comparto contigo a continuación no quiero enseñarte solo a preparar platos de comida; quiero mostrarte que la relación con la comida no solo es importante para la salud física, sino también para nuestra salud mental y nuestra «salud social».

Para empezar con una pizca de información importante, te dejo una tabla informativa de los alimentos, porque es importante tener unas pautas para empezar con seguridad y confianza.

CEREALES	Avena Arroz Centeno Cebada Trigo Trigo sarraceno Maíz Quinoa Mijo Kamut	Las bebidas vegetales se pueden introducir en elaboraciones desde los 6 meses, evitando la de arroz, por su alto contenido en arsénico, hasta los 6 años.
HORTALIZAS	Brócoli Berenjena Boniato Col Champiñones Coliflor Cebolla Calabacín Calabaza Espárragos Patata Pimiento Ajo Tomate Pepino Puerro Setas Zanahoria	Controlar la ingesta de hortalizas altas en nitratos. Las espinacas y las acelgas a partir de los 6 meses solo consumir 25 g/día. No ofrecer las borrajas hasta los 3 años.

FRUTA	
	Albaricoque
	Aguacate
	Caqui
	Ciruela
	Plátano
	Paraguayo
	Sandía
	Limón
	Manzana
	Naranja
	Mandarina
	Melocotón
	Maracuyá
	Mango
	Melón
	Nísperos
	Nectarinas
	Pomelo
	Piña
	Pera
	Papaya
	Fresas
	Kiwi
	Higos

LÁCTEOS		
	Yogur natural	Ofrecer a partir de los
	Queso fresco	9 meses.

LEGUMBRES	Lentejas Garbanzos Guisantes Frijoles Habas	60-70 g cocidas al día.
PESCADO	Arenque Bacalao Bonito Caballa Dorada Merluza Lubina Lenguado Salmón Sardinas Trucha Rape Rodaballo Gallo	Pez espada, emperador, atún rojo, tiburón y lucio no ofrecer hasta los 10 años, por su alto contenido en mercurio. El pez mantequilla tampoco es aconsejable, para evitar posibles trastornos gastrointestinales. El pescado se debe ofrecer completamente cocinado: evitar sushi o pescado ahumado.
MARISCO	Almejas Berberechos Camarón Calamares Gambas Langostino	No usar las cabezas de los crustáceos, por su alto contenido en cadmio.

	Mejillones Pulpo Sepia	
CARNE	Pollo Pavo Ternera Conejo Cerdo Cabra Pato Oveja	No ofrecer carne de animales cazados con plomo hasta los siete años.
HUEVO	Se deben ofrecer completamente cocinados.	
FRUTOS SECOS	Almendras Avellanas Anacardos Cacahuetes Castañas Nueces Pistachos Piñones	No ofrecer enteros antes de los seis años.
SEMILLAS	Girasol Calabaza	

	Lino Sésamo Chía
ESPECIAS	Albahaca Eneldo Perejil Canela Comino Cebollino Curry Cardamomo Cúrcuma Orégano Pimentón Pimienta Nuez moscada Laurel
AZÚCAR	No ofrecer hasta los dos años.
MIEL	No ofrecer hasta el año.
SAL	No ofrecer hasta el año.

Y ahora, antes de que nos pongamos manos a la masa, quería contarte algo. Llevo cuatro años compartiendo mis recetas en redes sociales. A la hora de seleccionar las mejores para este libro, he tenido en cuenta que fueran accesibles para todas las familias, usando alimentos y utensilios que se pueden encontrar en todas las casas.

Cada receta me transporta a un momento de mi maternidad. Incluso algunas de ellas, a mi infancia. Hace años que intento recrear algunos platos que tengo grabados en mi recuerdo buscando ese olor, ese sabor que me teletransporta a otros lugares.

La cocina para mí, y en concreto estas recetas, ya forma parte de la infancia de Nora, de muchos momentos que hemos vivido juntas. Al ser familia monomarental, ella ha estado presente en todas ellas, al principio observando mientras jugaba en su trona, con utensilios de cocina. Incluso tenía el cajón de los tesoros. ¿Ese cajón que queda más a su alcance cuando empiezan a explorar el mundo y a abrir todo lo que puede? Pues ese. Lo vacié y en él añadí táperes, moldes de magdalenas, cucharas de madera…

Cuando empezó a ser más consciente del momento de cocinar, me quería «ayudar» en todo. Se acercaba su torre de aprendizaje o alguna silla y venía toda contenta con sus utensilios de cocina de su minicocina de juguete. Muchas veces empezaba rebozando, preparando los moldes, o cualquiera de las cositas que yo veía que ella podía hacer. Acababa jugando en su cocina, repitiendo mis movimientos, hablando con ella misma o contando la receta paso a paso, con sus tomates dentro de las ollas, o poniendo una bandeja en su horno, con los guantes. Imitación, repetición.

Y ahora que es más mayor, me derrito cuando veo lo consciente que es de las tareas de la casa. No voy a decir que participa en todas ellas, porque estaría mintiendo, pero estoy contenta. Incluso cuando la veo jugar y veo que repite muchas de mis frases. O cuando le pregunto qué quiere merendar y, sin dudarlo, pide fruta. Algo bien estoy haciendo y eso me hace feliz.

Te invito a crear tus propias recetas, a investigar, a descubrir nuevos sabores. Y que la alimentación de tu peque no solo sea cosa de él, sino de todo el conjunto familiar creando juntos futuros recuerdos. Espero que lo disfrutéis mucho. ¡Buen provecho!

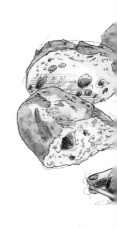

4

Aprender a comer: preguntas y respuestas

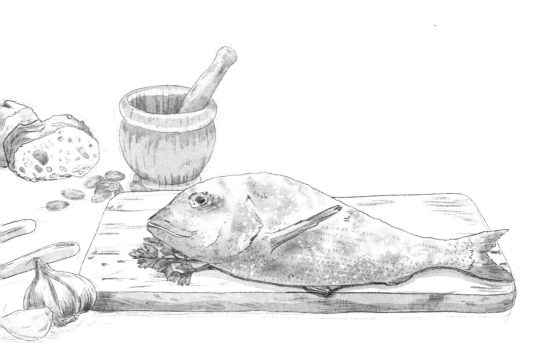

¿Por dónde empiezo?

Empieza con alimentos que puedan deshacer con la boca con facilidad. No tienen dientes, pero sí mucha fuerza en la mandíbula. Prueba siempre que todos los alimentos que le vayas a ofrecer los puedas deshacer presionado con dos dedos, sin necesidad de hacer una fuerza excesiva.

¿Cómo corto la comida?

Prepara cortes lo suficientemente grandes para que puedan manipularlos con facilidad, es decir, para que cuando los cojan con la mano y que cuando cierren el puño, el alimento sobresalga el equivalente al tamaño de su pulgar.

¿Puedo añadir hierbas aromáticas y especias a las recetas de mi peque?

Claro que sí, siempre y cuando sean de calidad y lo más frescas posibles. Son un potenciador del sabor e ideales para darles un toque a nuestros platos. Puedes usar orégano, pimienta, tomillo, romero, comino y un largo etcétera.

¿Cuándo le ofrezco los cubiertos? ¿De qué tipo?

Los peques aprenden a base de imitación, y es posible que te lo pida antes de que te des cuenta. A lo mejor acaba comiendo igualmente con las manos, pero es interesante dejarle una cuchara al lado por si le apetece investigar e intentarlo por sí solo.

Puedes ayudarle de una manera indirecta llenándole un poco la cuchara para que se lo acerque él mismo. Yo recomiendo no usar plásticos ni siliconas; es mucho mejor usar las cucharas de toda la vida, las pequeñas de postre.

¿Cómo le aporto hierro a sus comidas?

La carne, el pescado, los huevos, las lentejas son una gran fuente de hierro. En el recetario te muestro muchas maneras para ofrecérselo. En hamburguesas, pan, hummus, barritas… Tienes mil maneras para aportarle hierro a tu peque.

¿Cuándo empezamos a darle cena?

Todo dependerá de las rutinas que tengáis en casa. Personalmente te diría que hasta los nueve o diez meses no hay ningún problema en solo ofrecer alimentos durante el día. Mañana, mediodía, media tarde.

Es importante que el peque no tenga sueño ni esté cansado a la hora de comer, por ello, esperemos a que sea un poquito más mayor y ya pueda acompañarnos en las cenas familiares.

¿Le doy la leche antes o después de las comidas?

La leche materna o de fórmula es mejor ofrecerla antes de las comidas. La alimentación de nuestros bebés, en los primeros meses, es complementaria. Nuestros peques tienen que estar cómodos y tranquilos durante las comidas, y por ello es importante que tengan sus necesidades básicas cubiertas. Que no tengan sueño ni estén cansados o irritados. No queremos que sientan de manera ansiosa la hora de comer, así que les ofreceremos pecho antes para que comer sea un complemento de su alimento principal, la leche.

¿Cómo puedo sustituir el huevo?

Hay muchas maneras, dependiendo de la elaboración que vayas a cocinar.

Puedes mezclar harina de garbanzos y agua para obtener una mezcla homogénea para hacer una tortilla de patatas. O prensar un plátano para elaborar unas redonditas o algún bizcocho. Compota de manzana, semillas de chía o de lino mezcladas con agua…, hay más opciones de las que puedes imaginar.

¿Qué es el falso estreñimiento?

Cuando empezamos con la alimentación complementaria, nuestros peques experimentan un sinfín de cambios en el funcionamiento de su nueva digestión. Pasan de beber leche y hacer dos, tres o más cacas diarias a de golpe empezar a digerir alimentos nuevos. Eso puede provocar una digestión más lenta, que puede llevar a un falso estreñimiento.

No os asustéis, es totalmente normal que estén días sin hacer sus necesidades, incluso que estén molestos por ello. Ayúdale con un buen masaje en la barriguita. Las cacas de nuestros peques durante los primeros meses de la alimentación podrían dar para un libro aparte.

¿Qué diferencia hay entre un atragantamiento y una arcada?

Es el principal miedo de todas las familias cuando empezamos con el BLW, porque suelen decir que es bueno que sepan autogestionarse. Y una manera buena es con las arcadas, pero ¿cómo diferenciar cuando está gestionando o cuando puede haber un atragantamiento?

Principalmente te recomendaría hacer un curso de primeros auxilios, a poder ser presencial, ya que os enseñarán técnicas con muñecos, y podréis practicar. Las arcadas formarán parte de vuestro día a día durante un tiempo, así que observa a tu peque y confía en él; está aprendiendo a comer.

Puede que tú sufras un microinfarto y él siga comiendo como si nada, así que familiarízate con las arcadas. Solo preocúpate si ves que no puede respirar, no tose, ni llora. En ese caso podría ser un atragantamiento, y sería necesario intervenir. Recuerda y ten presente que los atragantamientos no tienen por qué ser por alimentación, podéis tener un susto con cualquier objeto pequeño que tengáis por casa. Así que no tengas miedo en darle sólidos a tu peque. Simplemente observa e infórmate por si hiciera falta.

¿Cómo me aseguro de no darle algo a lo que sea alérgico o intolerante?

Primero diferenciemos: la alergia es una manifestación a la ingesta de un alimento concreto y desencadena una respuesta del sistema inmunológico. Sus síntomas pueden ser cutáneos, respiratorios u orales. Las intolerancias, por el contrario, son reacciones adversas a la ingesta de alimentos, pero no manifiestan problemas en el sistema inmune. Sus síntomas son digestivos generalmente. Las intolerancias pueden ser puntuales o temporales.

Se recomienda que todos los alimentos potencialmente alérgicos se ofrezcan durante tres días seguidos, para observar posibles reacciones. Podemos ofrecérselos de diferentes maneras o elaboraciones, para hacer más divertido el proceso.

Los alimentos nuevos siempre se los daremos por la mañana para poder dar margen y observar a nuestro peque durante el día. Darlo por la tarde-noche podría ser peligroso.

¿La trona debe tener alguna característica especial?

Hay algunas cosas que tener en cuenta antes de comprar una trona. Principalmente que tenga reposapiés (lo ideal sería que se pudiera regular). ¿Por qué? Te pondré el ejemplo que explico en mis charlas: imagínate que vas a tomar algo y te toca sentarte en la barra del bar. Y por mala suerte, el taburete que te ha tocado es alto y sin reposapiés. Ponte en esa situación. ¿A que no es nada cómodo ni agradable? El reposapiés le dará estabilidad al pequeño a la hora de comer.

Otro de los aspectos que me parecen más importantes, aparte de la comodidad, es que tenga un respaldo amplio y recto, con un ángulo de noventa grados para mantener una buena postura y seguridad. La bandeja debe quedar por debajo de la altura del pecho del bebé para que tenga total libertad de movimiento con los brazos a la hora de comer.

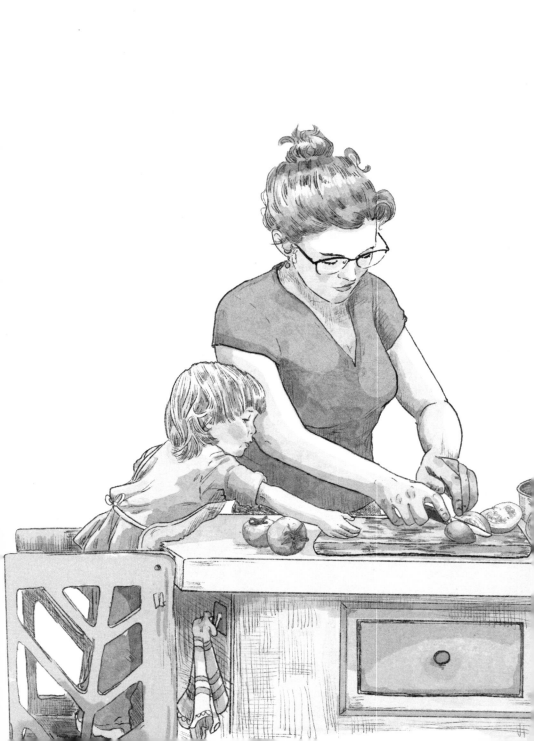

SEGUNDA PARTE

Las recetas de Raquel y Nora

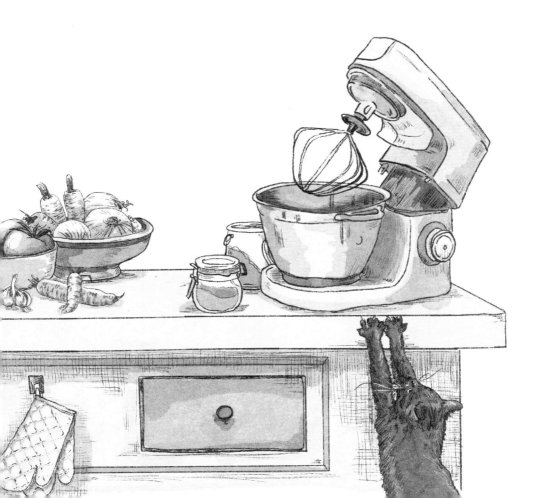

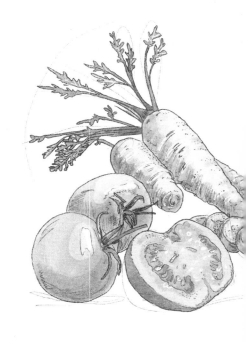

1

Las de fondo

Recetas de bases, caldos, masas y panes
con los que acompañar nuestras comidas,
y consejos para construir tu fondo de armario
en la cocina

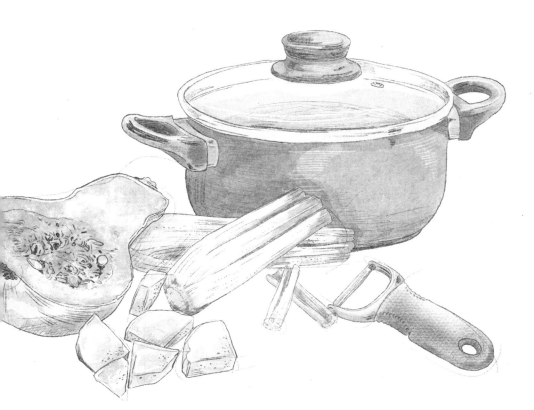

ADEMÁS...

En esta receta te he explicado cómo preparar el caldo usando una olla *normal*, de las que hay en todas las casas. Si tienes una olla a presión y prefieres usarla, ¡adelante! Únicamente tendrás que ajustar el tiempo de cocción, porque el caldo estará listo en unos 40 minutos.

FONDO DE ARMARIO

Puedes usar el pollo que te sobre del caldo para otras elaboraciones. Aprovecha la carne para preparar unas croquetas (ver p. 163), un pollo mechado (ver p. 175) o, incluso, cortada en taquitos, la puedes añadir a una riquísima ensalada césar. Pero no olvides que es pollo cocido, así que tendrá menos sabor que si lo cocinas al horno, con hierbas o en salsa.

EL TRUCO DE BLW

En muchas de las recetas que encontrarás en este libro, te indicaré que se puede añadir sal si todos los comensales tienen **más de un año**. En menores de doce meses debería evitarse.

En caso de que haya algún bebé en la familia, olvídate de la sal a la hora de preparar el plato y que cada comensal la añada al gusto después de servirse.

CALDO DE POLLO

INGREDIENTES (PARA 1 LITRO DE CALDO)

· ½ pollo
· 2 zanahorias
· 1 patata
· 1 cebolla
· 1 apio
· 1 puerro

· 1 nabo
· 2 dientes de ajo
· 2 litros de agua
· un buen chorro de
  aceite de oliva

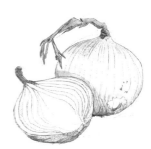

ELABORACIÓN

1. Trocea el medio pollo y colócalo en una cazuela grande, con un buen chorro de aceite. Cocínalo hasta que se dore bien. Puedes usar simplemente la carcasa del pollo, pero a mí me gusta hacerlo así, de forma que luego pueda aprovechar la carne para otras recetas.

2. Por otra parte, recuerda que este medio pollo también se podría cocinar al horno o en la freidora de aire. Bastaría con ponerlo unos 40 minutos a 180 °C.

3. Mientras se cocina el pollo, prepara las verduras. Límpialas, pélalas y trocéalas. Una vez que el pollo esté listo, incorpora todas las verduras de golpe en la misma cazuela. Remuévelas un par de veces.

4. Añade los 2 litros de agua y sube el fuego para que arranque a hervir.

5. Cuando rompa a hervir, baja a fuego medio y tapa la cazuela. Déjalo cocinar una hora y media aproximadamente. Recuerda ir sacando con una espumadera las impurezas que puedan salir a la superficie.

6. Transcurrido este tiempo, cuela, y ya tienes un buen caldo que podrás usar en muchas recetas distintas.

FONDO DE ARMARIO

Te recomiendo preparar este caldo en cantidad abundante y reservarlo para el futuro.

Una vez cocinado, déjalo enfriar un poco antes de meterlo al congelador: puedes guardarlo en táperes o incluso en bolsas zip, que ocuparán mucho menos espacio. Más adelante podrás usarlo para el sofrito de un arroz o una pasta, por ejemplo, y quedará delicioso.

EL TRUCO DE BLW

Por su alto contenido en nitratos, las hortalizas de hoja verde no están recomendadas para el consumo de menores de un año. En esta receta he incluido apio, una hortaliza que entra dentro de esta categoría. Por eso, te indico aquí el consumo adecuado en función de la edad de tu pequeño:

De 6 a 12 meses: 35 g al día
De 12 meses a 3 años: 45 g al día

Tal vez tengas la tentación de retirar el apio de la receta, y en ese caso no habría nada de qué preocuparse, pero recuerda que las hortalizas de hoja verde (borrajas, espinacas, etc.) tienen un alto valor nutricional y son también ricas en vitaminas, minerales, fibra y antioxidantes. Si se las ofreces siguiendo las recomendaciones, todo irá bien.

CALDO DE VERDURA

INGREDIENTES

- 1 cebolla
- 2 tomates
- ½ puerro
- ½ nabo
- 2 hojas de apio
- 1 chirivía
- ½ col

- 4 dientes de ajo
- 3 zanahorias
- 100 g de calabaza
- 1 ñora
- 2 litros de agua
- pimienta negra
- aceite de oliva para sofreír

ELABORACIÓN

1. Para empezar, limpia y pela todas las verduras. Córtalas en trozos grandes. Recuerda quitar las semillas del tomate, es donde se encuentra la acidez y no resultan agradables al paladar.

2. En primer lugar, en una olla grande de unos 24 cm de diámetro, sofríe la cebolla junto con los ajos y un poco de aceite de oliva.

3. Cuando notes que los ajos están ligeramente dorados, añade los tomates sin semillas, la zanahoria, y cocina unos 15 minutos.

4. Añade la chirivía, la calabaza, la ñora molida y un poco de pimienta negra. Saltea durante 15 minutos más. Por último, echa el apio y la col, y cocínalos otros 15 minutos.

5. Una vez que todo esté bien salteado, incorpora el agua. Cuando lo hago para nosotras, yo suelo usar 2 litros, pero siempre me sobra y lo guardo para futuras recetas.

6. Déjalo reducir durante una hora y media, aproximadamente.

7. Pasado ese tiempo, cuela el caldo con mucho cuidado para descartar las verduras. Después de enfriar unos minutos, estará listo para comer.

SOFRITO EXPRÉS

Ingredientes: cebolla, tomate, pasta de ñora, ajo, aceite de oliva, sal (+1 año) y pimienta.

Elaboración: Basta con que sofrías la cebolla picada con los ajos, con un buen chorro de aceite, y dejes reducir. Cuando tome un color dorado, añade el tomate sin las semillas, la pasta de ñora, y deja reducir unos 15 minutos sin dejar de remover.

FONDO DE ARMARIO

Lo bueno de esta receta es que se puede convertir en otro de tus básicos si preparas caldo suficiente como para que te permita reservar una parte.

Si es así, deja enfriar la cantidad que vayas a guardar y congélalo en táperes o bolsas zip para una futura receta. ¡Vamos llenando el congelador!

EL TRUCO DE BLW

Si los pequeños de la familia son menores de tres años, lo ideal es que al preparar el caldo de pescado evites añadir a la cazuela cabezas de gambas, de langostinos y de otros crustáceos. En las cabezas es donde se encuentran las vísceras de estos animales, que presentan una gran concentración de **cadmio**. El cadmio es un metal pesado que no se asimila en el cuerpo, pero puede acumularse en el organismo, especialmente en el riñón.

CALDO DE PESCADO

INGREDIENTES (PARA 1 LITRO DE CALDO)

- 500 g de cabezas y espinas de pescado (rape, merluza, bacalao…)
- 2 zanahorias
- 1 cebolla
- 1 puerro
- 4 dientes de ajo

- aceite de oliva para sofreír
- 2 litros de agua
- un bote de sofrito de 100 g

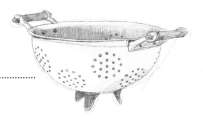

ELABORACIÓN

1. Corta el puerro, la cebolla, las zanahorias y los ajos en trozos no muy pequeños.

2. En una olla mediana (de 24 cm de diámetro), sofríelo todo junto con un par de cucharadas de aceite de oliva.

3. Después de 30 minutos, añade el pescado y deja que se cocine todo junto durante otros 30 minutos.

4. Pasado ese tiempo, añade uno de tus botecitos de sofrito (el que enseñaré a preparar en la siguiente receta de este libro). Si no lo tienes preparado de antemano, no te preocupes: puedes elaborarlo ahora en un pispás; en el cuadro de «sofrito exprés» te explico cómo.

5. Cuando la verdura, el pescado y el sofrito se hayan integrado bien, añade el agua y cocínalo a fuego alto hasta llevarlo a ebullición.

6. Una vez que esté hirviendo, baja a fuego medio para que reduzca su volumen a la mitad. Retíralo del fuego pasada la hora y cuélalo. Estará listo para servir.

FONDO DE ARMARIO

El mejor secreto de este sofrito es que es uno de los platos más versátiles que puedas imaginar. Prepáralo de antemano y tendrás la base de muchos platos. Lo comprobarás con las recetas que voy a ir compartiendo contigo en las siguientes páginas.

Puedes envasarlo en táperes o botes de cristal, guardando la cantidad exacta para los comensales de tu familia. En mi caso somos dos, y guardo botes de 100 g. Si los congelas, te durarán varios meses, así que, ya sabes: tómate un rato y ponte manos a la obra. ¡Lo agradecerás después! Con las cantidades que he señalado, a mí me han salido unos 10 botes de 100 g cada uno, un kilo en total.

EN LA COCINA CABEMOS TODOS

¡Sí, no es ninguna locura! Deja que tu peque te ayude con esta receta. Aunque te parezca mentira, puede hacerlo, y conseguirás tener un momento especial con él o con ella.

Desde ayudarte a preparar la bandeja del horno, poniendo sobre ella las cebollas y los tomates, hasta separar los dientes de ajo para que empiece a familiarizarse con las formas de los alimentos, hay muchas cosas en las que puede participar. Permítele pelar las cebollas una vez cocinadas (¡espera a que se enfríen!), deja que te ayude a preparar los botes en los que vas a congelar tu sofrito, que busque y coloque los tapones. En definitiva, ¡busca cositas con las que se pueda sentir integrado!

MI SOFRITO

INGREDIENTES (PARA 1 KILO)

- 2 ½ kg de tomate pera
- 2 ½ kg de cebolla
- 2 cabezas de ajo
- aceite de oliva para sofreír
- 1 cucharada de pasta de ñora

- un puñado de uvas pasas
- pimienta al gusto
- sal (+1 año)

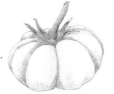

ELABORACIÓN

1. Me gusta asar las cebollas y las dos cabezas de ajo, simplemente cortadas por la mitad, junto con los tomates ya limpios. Lo aderezo todo con aceite, sal y pimienta, y lo meto al horno a 220 °C durante unos 45 minutos, hasta que quede cocinado y dorado.

2. Una vez que estén listas, saca las cebollas, pélalas y córtalas en trozos grandes para poder añadirlas a la olla cuando toque.

3. Luego pasa los ajos horneados y los trozos de cebolla a una olla grande y profunda, de unos 24 cm de diámetro, y déjalos cocinar.

4. Pasados unos 40 minutos, debe haber reducido cuatro veces su volumen y haber tomado un color marrón. Sobre todo, recuerda ir removiendo cada poco y mantenlo a fuego medio para que no se queme nada, o el sabor se volverá amargo.

5. Pela los tomates y quita las semillas. Trocéalos y añádelos a la olla junto con las uvas pasas y una cucharada generosa de pasta de ñora. A continuación, déjalo reducir.

6. Deja cocinar otros 40 minutos más, hasta que todo el sofrito coja un color granate intenso. Retira del fuego y deja enfriar el sofrito antes de repartirlo en envases para conservar.

UN POCO DE INFORMACIÓN

El hummus es originario del antiguo Egipto y actualmente es típico de los países árabes y de Oriente Medio. Lo más interesante, aparte de su delicioso sabor, es que se trata de una receta de elaboración sencillísima y que, sin embargo, es tremendamente nutritiva.

ADEMÁS...

Si los garbanzos que tienes son secos, te cuento cómo cocinarlos. En primer lugar, tienes que dejarlos en remojo en agua templada entre 8 y 12 horas. Si el agua de tu zona tiene mucha cal, añade una cucharadita de bicarbonato. Pasadas estas horas, escúrrelos bien. Coge la olla con la que vayas a cocinarlos. Añádelos y cúbrelos de agua templada, dejando unos 5 cm por encima. Cocina a fuego fuerte unos 5 minutos. Luego bájalo a fuego medio y déjalos cocinar unas dos horas, tapados, hasta que queden tiernos.

EL TRUCO DE BLW

Una de las ventajas de introducir el hummus en el BLW es que es un alimento muy versátil. En las siguientes recetas, te propondré jugar con distintas combinaciones de verduras y legumbres para que las opciones a tu alcance sean aún mayores.

HUMMUS CLÁSICO DE GARBANZOS

INGREDIENTES (PARA 2 ADULTOS + 1 PEQUE)

- 400 g de garbanzos cocidos escurridos
- 2 dientes de ajo
- el zumo de 1 limón
- 2 cucharadas de tahini (crema de sésamo)
- comino al gusto
- agua al gusto
- sal (+1 año)
- pimienta negra al gusto (opcional)
- aceite de oliva al gusto

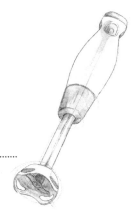

ELABORACIÓN

1. En el vaso de una batidora introduce todos los ingredientes, menos el agua.
2. Bate hasta obtener una crema homogénea y vierte agua fría al gusto para crear una textura más o menos suave.
3. Cuando lo sirvas, añade un buen chorrito de aceite de oliva, y a disfrutar.

SI TE APETECE…

En esta receta puedes sustituir los garbanzos por lentejas cocidas. Sería un hummus diferente, pero cargado de proteína y hierro. Solo tienes que añadir 400 g de lentejas en lugar de los garbanzos y comprobarás que queda igual de espectacular. Puedes usar las pardinas, las verdes (las llamadas castellanas) o las rojas (que son sin piel).

UN POCO DE INFORMACIÓN

El tahini es una pasta hecha de semillas de sésamo molidas. Aporta textura y sabor a la receta, pero, además, es un alimento rico en proteínas que ayuda a mejorar las digestiones y favorece una mejor asimilación de los nutrientes.

Hacerlo en casa es muy fácil y mucho más económico que comprarlo. ¡Te cuento cómo hacerlo!

Solo necesitas semillas de sésamo tostadas y aceite de oliva virgen extra. Primero muele las semillas en un procesador de alimentos. Ve añadiendo aceite de oliva hasta conseguir esa cremosidad que buscas. Y listo.

¡Puedes conservarlo en un bote de cristal en la nevera hasta tres meses!

HUMMUS DE ZANAHORIA

INGREDIENTES (PARA 2 ADULTOS + 1 PEQUE)

· 400 g de garbanzos cocidos escurridos
· 1 zanahoria
· 1 cucharada de tahini
· el zumo de ½ limón
· 2 dientes de ajo
· comino al gusto
· sal (+1 año)

· agua (opcional)
· aceite de oliva al gusto

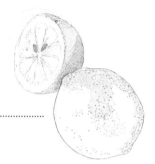

ELABORACIÓN

1. Antes de empezar con el hummus, cocina la zanahoria al vapor.
2. En el vaso de una batidora incorpora los garbanzos cocidos, el zumo de limón, el comino, el tahini, los ajos, la zanahoria que has cocido y un chorrito de aceite de oliva.
3. Tritúralo todo hasta obtener una pasta homogénea.
4. Si quieres, puedes añadir agua para que la textura quede un poco más suelta. Tritura hasta que adquiera la consistencia que más te guste.
5. Añade un buen chorro de aceite de oliva ¡y a disfrutar!

SI TE APETECE…

Puedes probar a usar **adzuki** en esta elaboración. Se trata de uno de esos superalimentos que ahora están tan de moda. El adzuki, en concreto, es una pequeña alubia o frijol de color marrón rojizo originario del Himalaya. Tiene un montón de propiedades, entre ellas la de mejorar la digestión y combatir el estreñimiento, así que es un ingrediente estupendo para grandes y pequeños.

Añade 400 g en lugar de los garbanzos y tendrás una receta nueva pero igual de rica.

HUMMUS DE PIMIENTO ASADO

INGREDIENTES (PARA 2 ADULTOS + 1 PEQUE)

- 400 g de garbanzos cocidos escurridos
- 1 pimiento rojo grande
- 1 cebolla grande
- el zumo de ½ limón
- 2 dientes de ajo
- 1 cucharada de tahini
- una pizca de pimienta negra
- 1 cucharada de comino
- sal (+1 año)
- un chorrito de aceite de oliva
- agua (opcional)
- sésamo tostado molido

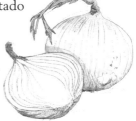

ELABORACIÓN

1. En primer lugar, precalienta el horno a 180 °C. Asa los pimientos, las cebollas y los ajos en el horno o en la freidora de aire. Bastará con tenerlos unos 40 minutos.

2. Una vez asadas las verduras, deja que se enfríen unos minutos y, a continuación, retira la piel y las semillas de los pimientos hasta dejarlos limpios. Pela las cebollas y los ajos.

3. En el vaso de una batidora grande, incorpora los pimientos, las cebollas y los ajos junto con los garbanzos, el zumo de limón, la pimienta negra, el comino y un chorrito de aceite de oliva.

4. Tritúralo todo hasta que adquiera la consistencia de una pasta homogénea.

5. Puedes añadir un poco de agua si quieres que quede más suave y volver a batir hasta dejarlo con la textura que más te guste.

6. Para servir espolvorea las semillas de sésamo tostado molido.

7. Sírvelo acompañado de un poco de pan, unos palitos de zanahoria al vapor, ¡o cómetelo a cucharadas sin más! El sabor es brutal.

EL TRUCO DE BLW

Una forma divertida y accesible para que los más pequeños coman el hummus es acompañarlo de palitos de verduras, como la zanahoria al vapor o el pepino, que podrán untar y llevarse a la boca.

También puedes servirlo con pan de cereales.

HUMMUS DE BERENJENA

INGREDIENTES (PARA 2 ADULTOS + 1 PEQUE)

- 400 g de garbanzos cocidos escurridos
- 1 berenjena
- 2 dientes de ajo
- unas hojas de perejil
- el zumo de ½ limón

- 1 cucharada de tahini
- comino al gusto
- un chorrito de aceite de oliva
- sal (+1 año)
- sésamo tostado molido

ELABORACIÓN

1. Precalienta el horno a 180 °C. Luego hornea la berenjena durante 30 minutos a la misma temperatura. Una vez asada, déjala enfriar un poco antes de pelarla y cortarla en dos o tres trozos.
2. En un vaso grande para batidora, incorpora los garbanzos, la berenjena, el ajo, el perejil, el comino, la sal (si vas a añadirla), el zumo de limón y la cucharada de tahini, con un chorrito de aceite de oliva.
3. Tritúralo todo hasta que adquiera una textura homogénea o hasta que esté a tu gusto.
4. Espolvorea el sésamo tostado molido por encima para servir.

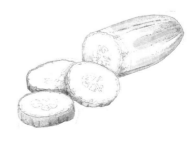

UN POCO DE INFORMACIÓN

Aunque puedes dejarla reposar mientras preparas los ingredientes, lo cierto es que esta masa no necesita un tiempo de reposo específico como tal, así que no te preocupes por contar los minutos ni te obligues a esperar: en realidad, estará lista desde el momento en que termines de amasar.

¿QUÉ TE APETECE?

La pizza admite casi todo tipo de ingredientes, así que déjate llevar por tus preferencias. A mí me gusta combinar con mozzarella (+9 meses), un poco de sofrito de tomate y alguna que otra verdura. Para los adultos, eso ya es un mundo aparte. Las pizzas no tienen que ser poco sanas. Puedes echar los ingredientes que quieras, depende de tus gustos.

EN LA COCINA CABEMOS TODOS

Vamos a dejar que nuestro peque nos ayude con esta receta, siempre con paciencia y buscando un rato de diversión en familia. El ritmo de la receta será distinto, sí, y seguramente todo se ensuciará más, ¡es inevitable! Pero merece la pena.

La harina les encanta y es un gran juego sensorial para ellos. Regálale un set de cocina para que pueda amasar o estirar la pizza con su propio rodillo. Cuando lo hago con Nora, nos sentamos delante del horno para ver el proceso, cómo la masa cambia de color, las burbujitas que se forman en el queso… Lo que más le gusta a ella, ¡el olor que nos deja en todo el comedor!

MASA DE PIZZA

INGREDIENTES (PARA 1 PIZZA)

· 265 g de harina de trigo
· 10 ml de aceite de oliva
· 5 g de levadura seca

· 170 ml de agua
· 5 g de sal (+1 año)

ELABORACIÓN

1. En un bol tamiza un tercio de la harina y mézclala con la levadura seca.
2. Calienta un poco el agua sin que llegue a hervir y añádela. Con una cuchara, remueve para integrarla bien hasta que no queden grumos.
3. Sobre la masa resultante, tamiza el resto de la harina, remuévela un poco y, a continuación, incorpora la sal y el aceite. Sigue trabajando la masa con la cuchara hasta que se empiece a pegar en ella.
4. Prepara una superficie lisa y limpia donde puedas amasar. Espolvorea harina sobre ella para evitar que la masa se pegue.
5. Saca la masa del bol y empieza a voltearla sobre la superficie que has preparado. Con paciencia, ve rodando y amasando poco a poco hasta conseguir una bola fina y de aspecto uniforme.
6. Coloca la bola en un cuenco limpio y tápala. Déjala reposar mientras preparas el resto de los ingredientes de la pizza.
7. Cuando tengas los ingredientes listos, saca la masa del cuenco y estírala sobre un papel de horno, siempre moviendo las manos de dentro hacia fuera. Puedes darle la forma que quieras.
8. Una vez que la masa haya quedado lo bastante fina, coloca los ingredientes uno a uno sobre ella.
9. Precalienta el horno a 250 °C arriba y abajo durante 10 minutos.
10. Mete la pizza al horno y la tendrás lista en unos 20 minutos.

¡MIRA EL VÍDEO!

UN POCO DE INFORMACIÓN

Yo uso una amasadora eléctrica con unos ganchos amasadores ideales para este tipo de receta. Pero si no tienes, puedes conseguir el mismo resultado con tus propias manos. Haz un volcán con las harinas y añade los ingredientes líquidos en medio. Es más pringoso, pero también más divertido.

EN LA COCINA CABEMOS TODOS

Nuestros peques pueden ayudarnos en absolutamente todo, te lo digo en serio. Déjale que pese los ingredientes y aprovecha para ir familiarizándole con los números. Anímale a que tamice la harina o a que unte el bol con aceite: se manchará las manos e irá descubriendo las diferentes texturas de la comida. ¿Qué son unas manchas al lado de su carita de felicidad?

Puedes hacer panes más pequeños (cambiando el bol por una bandeja rectangular y teniendo en cuenta que necesitarás menos tiempo en el horno). Deja que el peque vea cómo crece el pan dentro del bol y que sea el primero en probarlo cuando ya no queme, claro. Seguro que le parece increíble haber elaborado su propio pan.

PAN DE ACEITE

INGREDIENTES (PARA 1 PAN DE PAYÉS)

- 150 g de harina de espelta integral
- 250 g de harina de trigo
- 220 ml de agua tibia
- 30 ml de aceite de oliva
- 20 g de levadura fresca
- 5 g de sal (+1 año)

ELABORACIÓN

1. En un bol mezcla las dos harinas y la sal (si tu peque ya tiene más de un año) y en otro, la levadura fresca con el agua templada. Con la ayuda de la batidora, amásalo todo junto.

2. Luego añade el aceite de oliva y amasa bien. Cuando la masa esté lista, sácala de la batidora y dale forma de bola. Forra la bandeja del horno con un papel vegetal. Realiza un par de cortes con un cuchillo afilado o una cuchilla en la parte superior de nuestro pan.

3. En un bol grande de cristal (apto para horno) unta un poquito de aceite para que no se te pegue el pan. Asegúrate de que el pan tenga espacio para crecer dentro. Tapa el pan con el bol, como se ve en el vídeo.

4. Enciende el horno a 200 °C y cocina el pan durante 50 minutos con calor arriba y abajo. Puedes ir observando cómo se va haciendo. No es necesario que precalientes el horno, enciéndelo en el momento que vayas a cocinar el pan, ya que mientras se va calentando, también va creciendo, y eso nos interesa.

5. Cuando ya esté doradito, sácalo del horno y espera a que se enfríe para rebanarlo y consumirlo. Al ser de aceite y haberse hecho dentro de un cuenco, este pan es más blandito y gustoso.

UN POQUITO DE MÍ

Soy una enamorada de la India, me encanta todo lo que representa. Sus colores, su música, sus olores y sus sabores. Una de las recetas más fáciles y básicas de su gastronomía es este pan naan. Es un pan plano, elaborado con harina, yogur y ghee (la mantequilla típica de Oriente Medio y Asia).

Aquí lo he adaptado para que lo puedan disfrutar nuestros peques y lo sumes a tu repertorio de comidas con las que abrirles los ojos a otros mundos y otras culturas

¡MIRA EL VÍDEO!

EN LA COCINA CABEMOS TODOS

En el vídeo, verás que Nora me ayuda. Le encanta estar a mi lado viendo lo que vamos a cocinar. Cuando ve que saco la harina y el rodillo, se apunta sin dudarlo.

Te animo a dejar que tu peque tenga sus utensilios propios de cocina para que podáis trabajar a la vez. Puede que su pan quede distinto y que tenga más harina de lo que toca. Quizá tengas la impresión de que juega con la comida, pero no es así, al contrario, lo que hace es investigar y familiarizarse con los alimentos y recetas nuevas.

PAN NAAN

INGREDIENTES (PARA 8 PANES)

- 300 g de harina de avena
- 100 ml de bebida de avena
- 30 ml de aceite de oliva
- 15 g de levadura fresca
- 1 cucharada de sal (+1 año)
- 1 yogur griego (125 g)
- queso mozzarella opcional (+9 meses)

Para la salsa:
- 50 ml de aceite de oliva
- 1 diente de ajo
- perejil fresco al gusto

ELABORACIÓN

1. En un bol amplio tamiza la harina y añade la bebida de avena a temperatura ambiente. Agrega la levadura fresca, el aceite de oliva, el yogur y la sal (si tu peque ya tiene el año), y mezcla bien con un tenedor o una cuchara hasta que se combinen todos los ingredientes.
2. Acaba amasando con las manos y forma bolas con la masa. Con esta cantidad, a mí me suelen salir 8 bolitas, pero todo depende del tamaño que te apetezca darles a los panecillos.
3. Cuando tengas las bolitas listas, tápalas y déjalas reposar una media hora dentro del bol.
4. Entretanto, prepara la salsa. Pica el ajo y el perejil y mézclalo con el aceite.
5. Transcurrido el tiempo de reposo, espolvorea harina sobre una superficie y con la ayuda de un rodillo ve estirando las bolas hasta darles una forma ovalada.

6. Calienta una sartén a fuego medio y añade los panes uno a uno, vuelta y vuelta, como se ve en el vídeo.

7. Una vez que tengas todos los panes, úntalos con el aceite que has preparado anteriormente.

8. Otra opción, muy divertida y buenísima, es rellenarlos de queso. Yo he optado por un queso mozzarella rallado. Con la ayuda de un rodillo, haz la forma redondeada, añade un poco de queso y cierra con cariño. Gira y vuelve a darle forma, y cocina de la misma manera.

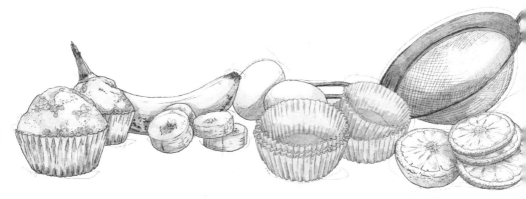

TUS NOTAS:

UN POCO DE INFORMACIÓN

El bazlama es un pan turco, rapidísimo de elaborar. Para explicar su origen, ¡nos tendríamos que remontar al 2500 a.C.! Es uno de los panes más antiguos que perduran en nuestros tiempos.

Se puede definir como un pan plano de una sola capa, de forma circular. Lo ideal de este pan es que ni siquiera necesitamos horno para cocinarlo. Y eso lo hace más especial aún.

MI RECOMENDACIÓN

Y una vez que están listos, ¿qué hago con ellos? Tendrás tantas opciones que lo difícil será decantarte por una. Puedes simplemente untar el pan turco en aceite y estará riquísimo. O, si quieres conseguir una comida más contundente, puedes acompañarlo con tomate, aguacate…, tú eliges.

¡Además, estos panes se pueden congelar sin problemas! Guárdalos en una bolsita zip y aguantarán varias semanas. Los panes turcos son deliciosos.

PANES TURCOS
(bazlama)

INGREDIENTES (PARA 4 PANES)

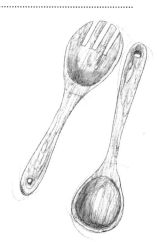

· 250 g de harina de trigo
· 100 ml de bebida de avena
· 4 g de levadura seca
· 50 ml de agua
· 5 g de sal (+1 año)

ELABORACIÓN

1. En un bol mezcla el agua, la bebida de avena, la levadura y la sal, y ponlo 1 minuto en el microondas para que se caliente y se mezcle bien. Luego déjalo reposar 5 minutos. Añade la harina tamizada a la mezcla anterior y amasa hasta que puedas moldear y redondear.

2. Pasa la mezcla a un bol y tapa con film (haz un agujero pequeño para que respire), y déjala reposar hasta que doble su volumen. Yo la he dejado en una zona caliente de la cocina una hora y media. El tiempo puede variar, depende mucho de la temperatura que tengas en casa.

3. Luego saca la masa del bol y córtala en cuatro trozos. Con un poco de harina dales forma redonda con las manos.

4. Después tapa los panes con un paño de cocina húmedo unos 30 minutos. Espolvorea las cuatro bolas de masa con un poco de harina y a la sartén a fuego suave, unos 10 minutos por cada lado.

5. Deja que se enfríen en una rejilla antes de abrirlos por la mitad si vas a rellenarlos.

¡MIRA EL VÍDEO!

UN POQUITO DE MÍ

Esta receta la aprendí de Silvia, una mamá soltera que, para mí, es todo un ejemplo como mujer trabajadora y mamá luchadora.

Tiene un pequeño pero maravilloso restaurante en Barcelona, en el barrio de Sant Gervasi-Galvany. La primera vez que fui me enamoraron ella, su acogedor local y su increíble comida. Allí es donde me aficioné a los tequeños, a las cachapas, a las arepas con harina de maíz y rellenas de queso o de carne mechada (de ternera), muy tierna y gustosa, a la reina pepiada (de pollo con aguacate, cebolla…) y también a todas sus salsas, en especial la guasacaca y la de ajo… ¡Buf, ojalá pudiera disfrutar más a menudo de su cocina!

Si algún día te pilla con hambre y te apetece, anímate. Puedes seguirla en @venezuelayole.

ADEMÁS…

Además de fritos a la sartén, los tequeños quedan genial en la freidora de aire. Y ya puestos, he de decir que en el horno no los he hecho nunca, pero ¡seguro que si los pones a 200 °C también quedarán buenísimos!

TEQUEÑOS

INGREDIENTES (PARA UNAS 20 UNIDADES)

· 250 g de harina de trigo
· 100 ml de bebida de avena
· 5 g de levadura química
· 50 g de mantequilla o aceite de oliva

· 250 g de queso blanco latino (contiene 2 g de sal por cada 100 de producto, y es leche de vaca pasteurizada)
· 2 yemas de huevo

ELABORACIÓN

1. En primer lugar, mezcla la harina y el polvo de hornear junto con la mantequilla a temperatura ambiente (o el aceite de oliva, en caso de que hayas optado por esta opción). Debe quedar con una textura grumosa, no te preocupes.

2. Bate las yemas de huevo y combínalas con la bebida de avena. Después añade a la mezcla de harina que ya tienes preparada. Combina bien hasta que quede uniforme, sin grumos, para conseguir una bola que puedas amasar.

3. Ponte harina en las manos y empieza a amasar. Luego estira la masa con la ayuda de un rodillo. Pliégala y estírala unas 8 veces.

4. Corta la masa estirada en tiras de un centímetro de ancho y resérvalas.

5. Corta el queso fresco en bastoncitos de aproximadamente un centímetro de ancho por cinco de largo. Cuando los tengas, envuélvelos con las tiras de masa tal y como ves en el vídeo: cubriendo primero en vertical y luego enrollando alrededor.

6. Una vez listos, solo tienes que freírlos con un poco de aceite en la sartén. Yo suelo meterlos en el congelador unos minutos para que se endurezcan y no se deshagan.

Yo suelo acompañarlos con una salsita similar a la guasacaca, una salsa típica de Venezuela, pero adaptada para los peques. La mía lleva aguacate, ajo, perejil, limón, cebolla, pimiento verde y aceite. Todo a ojo y al gusto.

Y si no encuentras el queso latino en las tiendas de tu barrio, puedes sustituirlo por queso mozzarella o provolone (+9 meses).

FONDO DE ARMARIO

¡Ah, una vez hechos estos tequeños puedes congelarlos! Así, luego, el día que quieras consumirlos, caliéntalos. Recuerda: si vas a congelar los tequeños crudos, primero ponlos en un plato con papel de horno o film hasta que endurezcan. Luego puedes meterlos en bolsas de congelar o en táperes.

TUS NOTAS:

UN POQUITO DE MÍ

Durante dos años estudié pastelería en la Escuela de Pastelería del Gremio de Barcelona (EPGB, @epgb_barcelona), pero no llegué a terminar mis estudios allí por temas personales. Es una de mis espinitas… Disfrutaba muchísimo aprendiendo y cocinando, aunque en aquella época también tenía un trabajo a tiempo completo y vivía en pareja, es decir, iba a tope.

Siempre recordaré a Paco, mi profesor. El hombre estaba por entonces a punto de jubilarse, pero eso no impedía que siguiera luchando para que no se perdieran el trabajo artesanal y la pastelería tradicional.

Con él aprendí esta receta que comparto contigo, los éclairs o masa *choux*. Si has oído hablar de ellos, tal vez los conozcas como «lionesas». Se trata de una masa muy versátil que podrás rellenar con cosas muy distintas, lo que la convierte en un aperitivo perfecto.

ÉCLAIRS (MASA *CHOUX*)

INGREDIENTES (PARA 10 UNIDADES)

· 250 ml de agua
· 100 ml de aceite de oliva
· 5 g de sal (+1 año)

· 150 g de harina de avena
· 5 huevos

ELABORACIÓN

1. Pon a hervir el agua, el aceite y la sal (como siempre, esto último solo si tu peque ya la consume, claro). Cuando llegue a ebullición añade la harina tamizada de golpe y remueve. Cuando esté bien mezclado, deja reposar hasta que la masa se enfríe.

2. Ahora es el momento de añadir los huevos uno a uno. Mezcla bien. Con los dos primeros te parecerá que la masa se ha cortado, pero no es así. Sigue mezclando sin miedo.

3. Cuando todo haya cogido una textura cremosa y al levantar la varilla veas que la masa está a punto pico de pato, como se suele llamar, es decir, consistente y espesa, es el momento de encender el horno a 210 °C.

4. Prepara la manga pastelera y rellénala con la mezcla. Puedes decidir la forma que más te apetezca, por ejemplo, lionesas, *éclairs* (como bastoncitos) o coronas. Haz la forma deseada en una bandeja sobre papel de horno y hornea unos 15-20 minutos. Después no abras el horno de golpe, tienen que irse atemperando poco a poco.

5. Cuando ya estén fríos puedes rellenarlos como quieras. Puedes optar por un relleno salado con cualquiera de los hummus que hemos visto (pp. 83, 85, 87 y 89) o con guacamole (ver p. 153), por ejemplo. Si prefieres algo dulce, la crema de frutos secos, la fruta triturada como plátano o la manzana al horno van de maravilla.

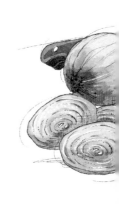

2

Las de crecer

Recetas deliciosas que podrán comer todos,
grandes y pequeños, para que la comida en familia
sea sencilla y exquisita

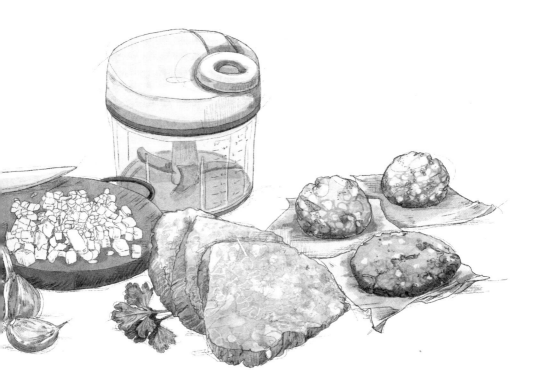

UN POQUITO DE MÍ

Para esta receta necesitarás uno o varios moldes de silicona similares a los que se usan para hacer magdalenas. De esta forma, podrás darle a la masa forma de pequeños pasteles, tal como te indico en la receta.

EL TRUCO DE BLW

Como ocurre con otras recetas que incluyen alimentos con riesgo de alergia o intolerancia, las elaboraciones con huevo han de probarse con precaución la primera vez que se las ofrezcas a tu peque.

Estos pasteles de verdura son muy versátiles y puedes jugar perfectamente con la receta y las verduras que tengas en casa.

PASTEL DE VERDURAS
(con sorpresa)

INGREDIENTES (PARA 6 UNIDADES)

- 3 huevos
- 7 espárragos (se pueden cambiar por guisantes o judías verdes)
- un bote de sofrito (ver p. 81)

- 6 tomates cherris
- aceite de oliva para saltear
- perejil picado al gusto
- sal de hierbas (+1 año)
- pimienta negra al gusto

ELABORACIÓN

1. Corta los espárragos en trocitos pequeños de aproximadamente medio centímetro (deben ser trozos pequeños para que se mezclen bien en la masa).

2. En una sartén con un poquito de aceite de oliva, saltea los espárragos cortados.

3. Cuando estén dorados, incorpora en la misma sartén un tarro del sofrito que tienes preparado, aquel que vimos al principio de este recetario, y mezcla todo bien. Si no tienes sofrito reservado, recuerda que tienes las instrucciones en la p. 81 o el truco para una versión rápida en la p. 78.

4. Deja cocinar unos minutos y salpimienta, en caso de que vayas a hacerlo.

5. Pon agua a calentar y, cuando esté hirviendo, escalda los tomates cherris durante 1 minuto para que puedas pelarlos sin que se rompan.

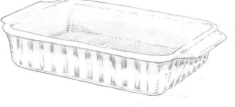

6. Precalienta el horno a 180 °C.

7. En un bol grande bate bien los huevos y agrega el sofrito con los espárragos y un poco de perejil picado. Remuévelo todo.

8. Vierte con una cuchara en moldes de silicona llenándolos hasta la mitad, aproximadamente y, una vez que los tengas, introduce un tomate cherry en cada uno.

9. Mete los moldes al horno unos 10 o 15 minutos, hasta que los pasteles estén cuajados y dorados.

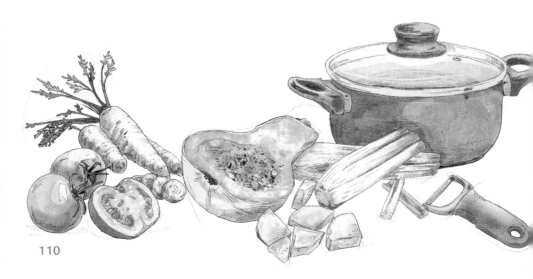

TUS NOTAS:

ADEMÁS...

Si andas con poco tiempo, puedes cocinarla directamente vertiendo toda la masa en la sartén, ¡como harías con una tortilla de las de toda la vida! Incluso puedes cocinarla en el microondas. Métela en un plato, tápala y en 5 minutos la tendrás lista.

MINITORTILLAS DE PATATA Y PIMIENTO

INGREDIENTES (PARA 2 ADULTOS + 1 PEQUE)

· 3 huevos
· ½ pimiento verde
· 1 patata
· ½ cebolla
· perejil fresco al gusto
· 1 diente de ajo
· aceite de oliva

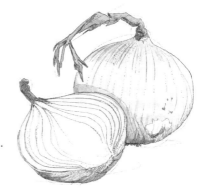

ELABORACIÓN

1. En una sartén con un poco de aceite saltea las patatas, la cebolla, el pimiento verde y el ajo. Hazlo a fuego lento y con paciencia para que se cocine bien y se quede todo muy blandito.

2. Precalienta el horno a 180 °C arriba y abajo.

3. En un cuenco, bate los huevos (tranqui, que es para toda la familia, los peques no se van a comer los tres huevos ellos solitos). Añade la mezcla de las verduras, espolvorea el perejil fresco y remueve para integrarlo todo.

4. Distribuye la mezcla en moldes de magdalenas de silicona y cocínalas en el horno unos 10 o 15 minutos, hasta que el huevo quede bien hecho. ¡Y listas para servir!

RECUERDA…

La sartén de toda la vida siempre es un buen recurso para cocinar toda la tortilla de una vez, si no dispones de moldes o no quieres esperar el tiempo de horneado. Si la cuajas bien, bastará con que se la cortes a tu peque en cuadrados y se la podrá comer hasta con las manos.

TORTILLITAS DE SALMÓN Y BRÓCOLI

INGREDIENTES (PARA 6 UNIDADES)

- 100 g de salmón fresco sin espinas
- 40 g de brócoli
- 2 huevos
- un puñado de sésamo tostado molido
- sal (+1 año)
- pimienta negra al gusto

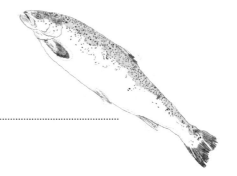

ELABORACIÓN

Esta receta no es que sea fácil, ¡es que es facilísima! Así que no hay excusa para que no te pongas a ello.

1. Primero cocina el brócoli al vapor hasta que esté al dente. Una vez listo, trocéalo para que se integre bien en la masa de las tortillitas.

2. Trocea el salmón fresco como más te guste. Yo suelo picarlo en daditos de un centímetro por un centímetro, es decir, lo bastante pequeñito como para que se integre bien y los peques puedan comerlo sin problema, pero no tan diminuto como para que se pierda la textura.

3. Salpimienta la mezcla de brócoli y salmón, si vas a hacerlo, y añade un buen puñado de sésamo tostado y molido.

4. Ahora en un bol bate uno o dos huevos, incorpora el brócoli y el salmón, y combina todo bien.

5. Transfiere la mezcla a moldes para magdalenas y cocina al horno 10 o 15 minutos a 180 °C hasta que cuaje. ¡Ya lo tienes!

EL TRUCO DE BLW

En esta receta en concreto podemos jugar con las harinas y el pan rallado. Admite, entre otras, harinas de avena, garbanzo o maíz. Y a la hora de encontrar un falso crujiente, puedes usar frutos secos, cereales o semillas. Juega con las texturas, siempre molidas.

EN LA COCINA CABEMOS TODOS

Prepara los tres platos para rebozar los bastoncillos junto con tu peque. Puede ser un momento muy divertido para ensuciaros las manos y rebozaros los dedos. A lo mejor no consigues tener unos bastoncillos perfectos, pero el rato que pasarás con tu peque… ¡ese no te lo quita nadie!

BASTONCILLOS DE CALABAZA Y CALABACÍN

INGREDIENTES

- 1 calabacín
- 1 calabaza pequeña
- 1 huevo
- harina integral de trigo para rebozar
- pan rallado integral para rebozar
- aceite de oliva (opcional)
- sal (+1)

ELABORACIÓN

1. Primero lava bien el calabacín y la calabaza. Después córtalos en bastoncillos.
2. Cocina la verdura al vapor. Mientras tanto, bate el huevo.
3. Cuando se haya cocinado la verdura, reboza los bastoncillos en este orden. Primero pasa por la harina tamizada, luego por el huevo batido y, para darle un toque más crujiente, usa pan rallado.
4. Ponlos al horno o en la freidora de aire a unos 180 °C y cocina hasta que estén doraditos durante unos 10 o 15 minutos. ¡Y ya tienes otra receta superfácil!

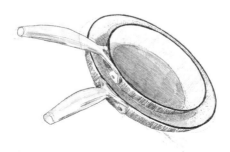

EL TRUCO DE BLW

La zanahoria nunca se debe ofrecer cruda, es demasiado dura para nuestros peques y podría haber riesgo de asfixia. Cocinarla al vapor es ideal porque conserva sus nutrientes, mejor que cocida con agua. Asegúrate de que quede lo suficientemente blanda como para poder deshacerla aplastando con los dedos.

ZANAHORIAS CRUJIENTES

INGREDIENTES

· 3 zanahorias
· sésamo molido al gusto
· 1 huevo
· harina para rebozar
· pimienta negra al gusto
· comino al gusto

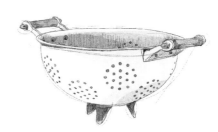

ELABORACIÓN

1. Primero pela las zanahorias y córtalas en bastoncitos. Si son muy gruesas, córtalas por la mitad antes de hacer los bastones, para que queden más finos y crujientes.

2. Cocina los bastones de zanahorias al vapor hasta conseguir que estén al dente (con cuidado, procura que no se pasen de cocción, porque en ese caso quedarían muy blandos).

3. Bate el huevo y, a continuación, en un bol, tamiza un poco de harina y agrega el huevo batido.

4. En un cuenco combina el sésamo molido, el comino y la pimienta al gusto, e incorpóralo todo a la harina.

5. Reboza los bastoncitos de zanahoria en la mezcla.

6. Yo los he hecho en la freidora de aire y han quedado geniales. Si prefieres el horno, cocina unos 10 o 15 minutos a 180 °C, hasta que queden doraditos.

UN POCO DE INFORMACIÓN

¿Sabes qué? La idea de cocinar el brócoli al vapor nos vie-ne de la cocina china y japonesa. Puede parecer un detalle menor, pero de esta forma conseguimos que el alimento conserve su color, su olor, su sabor y todos sus nutrientes. Es más, si solo lo cocinas el tiempo justo, dejando que esté un poquito crujiente, aprovecharás aún mejor todos los bene-ficios de esta verdura.

NUGGETS DE BRÓCOLI

INGREDIENTES (PARA 6 UNIDADES)

· 1 taza de brócoli (la flor)
· ½ taza de queso (tipo parmesano +9 meses)
· 4 cucharadas de pan rallado integral
· 1 cucharadita de levadura química
· sésamo tostado molido al gusto
· 2 huevos
· 1 diente de ajo
· perejil

ELABORACIÓN

1. Primero cuece el brócoli al vapor durante 10 minutos, lo suficiente para que esté suave, pero no tanto como para que se pase, puesto que no queremos que se deshaga del todo.
2. En un bol mezcla el pan rallado, la levadura química y el sésamo tostado molido.
3. Reboza el brócoli en la mezcla y haz bolas planas con forma de *nugget*.
4. Precalienta el horno a 200 °C.
5. Forra una bandeja para hornear con papel de horno y reparte las bolas.
6. Cuando metas los *nuggets*, baja la temperatura del horno a 180 °C y déjalos cocinar unos 10 o 15 minutos, dependiendo del tamaño que tengan. ¡Ve comprobándolos para que no se quemen, pero asegúrate de que queden bien hechos y doraditos!

ADEMÁS…

Si las lentejas que tienes no están cocidas, no pasa nada, acuérdate de ponerlas a remojo la noche antes y cuécelas durante una hora. Cuando ya estén listas, déjalas enfriar y añádelas al cuscús tal como te indico en la receta.

UN POCO DE INFORMACIÓN

El cuscús, también conocido como *couscous*, es un ingrediente originario del norte de África elaborado con sémola de trigo duro. Se sirve junto con verduras, carnes o pescados. Es un plato realmente nutritivo. Actualmente podemos encontrar cuscús de diferentes tamaños y cereales, incluso precocidos.

CUSCÚS DE VERANO

INGREDIENTES (PARA 2 PERSONAS)

· 50 g de cuscús integral
· ½ calabacín
· 20 g de lenteja pardina cocida
· 3 ciruelas
· 2 orejones
· aceite de oliva para dorar
· sal (+1 año)
· agua
· sésamo tostado molido al gusto

ELABORACIÓN

1. Empieza cortando el calabacín en dados pequeñitos. El tamaño dependerá mucho de la edad de tu pequeño: hazlos de tal manera que sepas que lo podrá ingerir con comodidad. Si crees que será mejor, incluso lo puedes rallar.
2. Dora el cuscús en una sartén con un poco de aceite de oliva y añade el calabacín.
3. Corta los orejones en trocitos pequeños y échalos también.
4. Cocina todo junto durante 5 minutos. A continuación, cubre con agua o caldo y deja que se cocine durante otros 5 minutos.
5. Cuando esté listo, repártelo en un plato plano y déjalo enfriar en la nevera 10 minutos.
6. Pasado ese tiempo, ya estará listo para comer. Sírvelo añadiendo las lentejas cocidas y los trocitos de ciruela, y espolvoreando el sésamo tostado y molido.

UN POQUITO DE MÍ

Aún se me escapa una sonrisa cuando me acuerdo de aquellas veces en que mi madre nos ponía bolitas de patata para comer. Nos gustaban tanto que recuerdo que tenía que venir ella, como la jueza del caso, para contarlas y adjudicarlas, de forma que no hubiera discusiones.

Las bolitas de patata son una forma infalible de conseguir que los peques que se resisten a las patatas, que también los hay, se las coman. Están deliciosas, se pueden servir como acompañamiento de alguna otra elaboración y completan los hidratos de carbono necesarios en su dieta. ¡No fallan!

EN LA COCINA CABEMOS TODOS

Cuando la patata esté cocida, deja que tu peque añada la yema, el aceite y los ingredientes que vayáis a usar dependiendo de su edad. ¡Y que lo pueda mezclar con las manitas o con la ayuda de una espátula o pala! Deja que haga sus bolitas o que reboce algunas. Puede ser un momento que siempre recordará. No olvides que estás ayudando a crear sus mejores recuerdos.

BOLITAS DE PATATA

INGREDIENTES (PARA 40 BOLITAS)

· 2 patatas grandes
· 2 cucharadas de aceite de oliva
· 2 huevos
· harina de trigo integral para rebozar
· pan rallado para rebozar
· 1 cucharada de queso parmesano (+9 meses)
· pimienta blanca al gusto
· sal (+1 año)
· aceite vegetal para freír

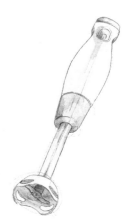

ELABORACIÓN

1. Primero cocina al vapor las dos patatas.
2. Mientras se hacen, en un plato grande mezcla 1 yema, el queso parmesano y el aceite de oliva. Salpimienta y prensa la mezcla. Deja reposar 1 hora en la nevera.
3. Con las manos haz bolitas o la forma que quieras (puedes hacer croquetas para los más peques).
4. En un cuenco bate un huevo (a mí me gusta aprovechar la clara del otro huevo también). Ahora reboza las bolitas en la harina, el huevo batido y el pan rallado.
5. Si no las vas a cocinar hoy, congélalas en papel de horno para que se hagan más fuertes. Y cuando estén congeladas, guárdalas en bolsas aptas para congelar o en táperes, como mejor te vaya.
6. Antes de cocinarlas, déjalas unos 15 minutos en el congelador, en un plato plano, para que cojan fuerza y no se nos desmonten al cocinarlas.

7. Puedes cocinarlas de dos maneras: en freidora de aire y en el horno. Si optas por la freidora de aire, rocía las bolitas con aceite vegetal. Es importante que esté muy caliente, si no, se pueden desmontar. Precalienta a 180 °C unos 10 minutos antes y cocina unos 15 minutos aproximadamente hasta que estén doradas.

8. Si prefieres el horno, asegúrate también de que tenga la temperatura adecuada (180 °C) antes de meterlas, y recuerda que las bolitas tienen que haber cogido fuerza antes en el congelador.

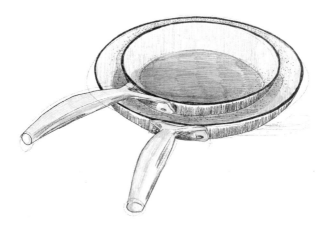

TUS NOTAS:

ADEMÁS...

Para realizar esta receta es importante que tengas una buena paellera en casa. Yo te recomiendo comprar una dependiendo de cuántos comensales seáis en casa. En mi caso, por ejemplo, para Nora y para mí, uso una de 30 cm de diámetro. Si sois cuatro, cómprala de 40 cm al menos. Si sois seis, de 50 cm.

Para calcular las raciones, lo ideal es contar 100 g de arroz por persona, pero yo admito que me gusta subir un poco la cantidad y echo una propina siempre porque la verdad es que, si queda buena, nunca sobra un grano. ¡Y así, además, resuelvo la comida con un único plato!

UN POQUITO DE MÍ

Mi abuela paterna, Bernardina, Nardi para los amigos y familia, era valenciana, de Alcira, concretamente. La recuerdo con especial cariño.

A veces se nos quedan en la memoria ciertos recuerdos, no por la cantidad, sino por la calidad con la que se han vivido. En casa de Nardi se respiraba paz, aparte de todos los aromas que salían de su cocina. Nunca entenderé cómo podía cocinar comidas tan deliciosas y para tanta gente en una cocina tan pequeña.

Cuando todo estaba listo, nos reuníamos alrededor de su mesa y puedo jurar que nunca sobraba nada, ¡ni un solo grano de arroz! Aún tengo en el paladar el sabor de sus paellas, ese que siempre trato de recrear.

PAELLA

INGREDIENTES (PARA 2 ADULTOS Y 1 PEQUE)

- 250 g de arroz bomba
- 5 o 6 trocitos de pollo o conejo
- 2 alcachofas
- 4 o 5 judías verdes
- 6 u 8 garrafones (opcional)
- 2 tomates
- 1 diente de ajo grande
- azafrán al gusto
- aceite de oliva para sofreír
- tomillo o romero al gusto
- sal (+1 año)
- agua

ELABORACIÓN

1. En una sartén con aceite a fuego medio empieza dorando bien el pollo (o conejo, lo que prefieras). Dale tiempo, que se cocine con cariño y bien. Una vez que haya cogido el tostadito, aparta el pollo a los laterales de la sartén.

2. Ahora es el turno de las verduras: las judías verdes, las alcachofas (bien limpias) y los garrafones (si tienes). Deja que se dore todo bien e, igual que has hecho antes, cuando estén listas retira a los laterales.

3. Empieza con el sofrito. Primero hay que escaldar los tomates, pelarlos y quitar las semillas. Cuando los tengas listos, rállalos y añádelos a la sartén. Al mismo tiempo, agrega el ajo picado, el azafrán y el tomillo o romero (puede ser molido), y sofríe todo a fuego medio.

4. Cuando el tomate haya reducido, añade un poquito de agua y deja que reduzca todavía más. Remueve bien todos los ingredientes mientras tanto para que se mezclen los sabores.

5. Cuando empiece a coger color y olor, cubre la paellera casi hasta arriba con agua y llévalo a ebullición. Deja que hierva unos 8 o 10 minutos y, a continuación, baja el fuego para que se siga cocinando hasta que el caldito reduzca hasta la mitad de la paellera.

6. Entonces añade el arroz y remuévelo bien para que se distribuya por toda la paellera.

7. Con el arroz incorporado, yo suelo dejar que se cocine 8 minutos a fuego fuerte y otros 8 minutos a fuego suave, estos últimos ya sin remover.

8. Para finalizar, tapa la paella con un paño de cocina y deja reposar unos minutos antes de servir.

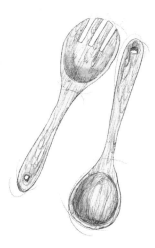

TUS NOTAS:

ADEMÁS...

Justo después de añadir el azafrán, yo suelo ponerle también a esta receta un poquito de picada de ajo y perejil con aceite que, por norma general, tengo preparado de antemano. Basta con picar un ajo con un puñadito de perejil y aceite en el mortero. Es opcional, claro, pero ¡es que a nosotras nos encanta!

EL TRUCO DE BLW

Como ya comentamos en la receta del caldo de pescado (ver p. 79), los peques pueden consumir gambas siempre y cuando te asegures de quitarles antes la cabeza, que es donde encontramos la acumulación de cadmio.

Así que, para esta elaboración, igualmente, prepáralas sin la cabeza, bien peladas, y no tendrás de qué preocuparte.

ARROZ MARINERO

INGREDIENTES (PARA 1 ADULTO + 1 PEQUE)

· 120 g de arroz redondo
· gambas frescas al gusto
· 400 ml de caldo de pescado
· aceite de oliva
· 2 cucharadas de sofrito básico
· 2 dientes de ajo
· azafrán al gusto (opcional)

ELABORACIÓN

1. Primero cocina en la paellera, vuelta y vuelta, unas cuantas gambas frescas (sin cabeza) con un chorrito de aceite de oliva. Una vez listas, resérvalas.
2. Pon a calentar el caldo de pescado.
3. Luego pica los ajos muy menudos y cocínalos con el sofrito de tu fondo de armario (recuerda que tienes la receta en la p. 81). Como siempre, si no lo tienes listo, también puedes hacerlo en la paellera en el momento siguiendo la receta exprés de la p. 78.
4. Añade un poquito de azafrán, si te gusta, para darle un toque y que se dore. Mezcla todo bien. Vierte solo un poquito del caldo de pescado (del que preparamos con la receta de la p. 79) y combina todo para que se integre bien y que el caldo reduzca.
5. Ahora llega el momento de añadir el arroz. Incorpóralo y remueve durante un par de minutos para que quede doradito. Añade casi todo el caldo de pescado (reserva en caliente unos 40 ml para ir

añadiendo si ves que lo necesitas) y con la ayuda de una espátula remueve bien.

6. Deja que hierva unos 3 o 4 minutos a fuego alto.

7. Cuando empiece a hacer burbujas, baja a un fuego suave (medio) y deja cocinar unos 15 minutos hasta que el arroz esté bien hecho. Si ves que te falta caldo, puedes ir añadiendo alguna cucharada poco a poco.

8. Ten cuidado con el fuego y asegúrate de que no se te queme, porque, de lo contrario, el arroz te quedará con un sabor amargo.

9. Cuando se haya hecho, apaga el fuego, decora con las gambas que reservaste al principio y tapa con un paño de cocina. Deja reposar unos 7 u 8 minutos.

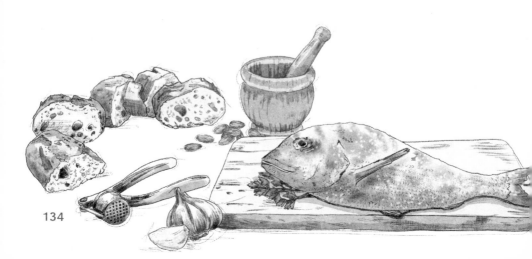

TUS NOTAS:

TUS NOTAS:

ARROZ CON CEBOLLA CARAMELIZADA Y CALABAZA

INGREDIENTES (PARA 2 ADULTOS + 1 PEQUE)

· 50 g de arroz bomba
· 100 g de calabaza
· 1 cebolla
· 1 bote de sofrito
· 750 ml de caldo de verdura

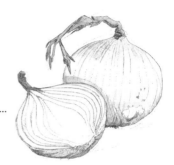

ELABORACIÓN

1. Primero cocina la cebolla bien picada, con un chorrito de aceite de oliva, en una paellera de unos 30 cm de diámetro. A fuego medio, ve cocinando la cebolla hasta que quede bien caramelizada, aproximadamente 15 minutos.

2. Añade la calabaza a dados y mezcla. Esta se cocinará con el jugo de la cebolla. Echa uno de nuestros botes de sofrito (ver p. 81) y deja cocinar todo junto. Añade el arroz y remueve.

3. Ahora toca el caldo de verdura. La cantidad de caldo suele ser 3 veces la cantidad de arroz. También dependerá de si te gusta más meloso o más seco.

4. Deja que hierva a fuego fuerte unos minutos. Reduce a fuego suave y deja que se vaya secando.

5. Si lo deseas, puedes terminar con un toque de horno o tapando con un paño para que repose antes de servir.

ADEMÁS...

Puedes dar el último toque en el horno para que el arroz te quede más seco. Va, te voy a contar cómo me gustan a mí los arroces.

En mi casa era muy típico hacer un poco de *socarrat* a cualquier arroz. ¿Y qué es eso del *socarrat*? Se trata de dejar que el arroz se pegue a la parte de abajo de la paellera, ligeramente tostado, para que nos dé un sabor más caramelizado. Para conseguir esta delicia, tendrás que cocinar los últimos minutos a fuego suave, sin remover. Añade el caldo que necesites (ya caliente) entre las burbujas que te vayan saliendo entre el arroz.

ARROZ VERDE

INGREDIENTES (PARA 2 ADULTOS + 1 PEQUE)

- 250 g de arroz redondo
- trocitos de conejo (deshuesados)
- ½ pimiento verde
- 2 alcachofas
- judías verdes al gusto
- 3 espárragos trigueros
- ½ cebolla
- tomillo picado al gusto
- 2 dientes de ajo
- aceite de oliva para freír

ELABORACIÓN

1. En una paellera con un poco de aceite de oliva fríe a conciencia los trocitos de conejo. Para esta receta conviene que la paellera sea grande porque al ir añadiendo ingredientes es posible que se te quede pequeña.

2. Una vez bien dorados, retíralos y añade la cebolla y el ajo bien picado. Sofríe. Agrega un poquito de tomillo picado para darle sabor. Aparta a los laterales.

3. En medio de la paellera cocina los corazones de las alcachofas, el pimiento verde a tiras, la parte blandita de los espárragos y unas cuantas judías verdes. Saltea todo junto con el conejo. Una vez que coja color, cubre con agua hasta arriba del todo. Sube a fuego alto hasta que hierva. Luego baja a fuego medio para que reduzca a la mitad y se haga el caldito.

4. Cuando haya reducido, añade el arroz y remueve todo bien. Deja que se haga a fuego suave sin remover.

¡MIRA EL VÍDEO!

EN LA COCINA CABEMOS TODOS

Prepara la superficie donde vas a trabajar. Cuando esté lista, anima a tu peque a coger el rodillo y a usar sus utensilios propios de cocina con esta elaboración.

¡Poneos el delantal, porque aquí se trata de cocinar juntos! Ya solo el hecho de atarle los cordones del delantal puede ser un aprendizaje y una excusa para echar unas risas. Así, tu peque puede formar parte de esta receta de principio a fin. Deja que participe de los deliciosos tallarines que vais a comer hoy.

ADEMÁS...

Cuando hago esta pasta, yo suelo tirarme siempre a por los tallarines, pero eso es pura preferencia personal; en realidad, puedes darles la forma que quieras. Prueba a hacer *pappardelle*, por ejemplo; solo tienes que cortar las tiras más anchas y estará resuelto.

TALLARINES AL LIMÓN

INGREDIENTES (PARA 2 PERSONAS)

- 185 g de harina de trigo
- 5 g de sémola de maíz
- 2 huevos
- sal (+1 año) para el agua de cocción
- la ralladura de 1 limón
- 2 cucharadas de aceite de oliva

Para la salsa:
- 2 dientes de ajo
- un chorrito de aceite de oliva
- perejil al gusto
- queso pasteurizado de vaca (+9 meses) (opcional)

ELABORACIÓN

1. Primero prepara la pasta fresca.
2. En un bol grande tamiza la harina y añade la sémola de maíz, dándole forma de volcán.
3. Agrega los huevos y con un tenedor bate poco a poco para que se vaya mezclando todo. Cuando veas que puedes empezar a trabajar con las manos, añade el aceite de oliva y sigue trabajando hasta obtener una masa que no se pegue en los dedos. Deja reposar 30 minutos en un bol, tapado.
4. Transcurrido este tiempo, divide la masa en dos partes y trabájala con harina para que te quede bien. Con el rodillo estírala hasta obtener el grosor deseado. Estos tallarines tienen 1 mm de grosor aproximadamente. Si prefieres hacerlos con máquina, ve graduando poco a poco con cada pasada hasta

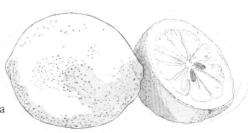

llegar al grosor que quieras. Ahora dobla la masa como muestro en el vídeo.

5. Te recuerdo que es muy importante que trabajes todo el rato con harina en ambos lados de la masa, ya que va cogiendo humedad y conviene que al cortar no se te pegue.

6. Con un cuchillo afilado corta en forma de tallarines del tamaño que quieras. Después despega las tiras de pasta unas de otras y espolvorea con sémola de maíz por encima. ¡Me encanta esta parte!

7. Por último, cuece la pasta en agua con sal durante 3 o 4 minutos, pero esto dependerá del grosor.

8. La salsa es al gusto del consumidor. En este caso, he laminado los ajos sin la parte interior verde (también puedes picarlo) y los he salteado con un chorrito de aceite de oliva, los tallarines, la ralladura de limón y el perejil fresco. ¡Y a comer! Puedes añadir algún queso de vaca pasteurizado si tu peque ya tiene los lácteos introducidos (+9 meses), ¡y ya me dirás!

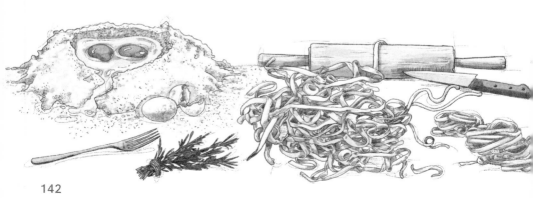

TUS NOTAS:

TUS NOTAS:

MACARRONES DE PESCADO

INGREDIENTES (PARA 2 ADULTOS + 1 PEQUE)

· 250 g de macarrones integrales
· 2 calamares pequeños
· 100 g de rape
· 1 bote de sofrito
· harina de avena para rebozar
· bebida de avena para rebozar

· aceite de oliva al gusto
· pan rallado integral para rebozar
· 500 ml de caldo de pescado
· perejil al gusto
· 1 huevo

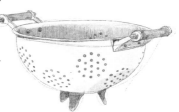

ELABORACIÓN

1. Primero tritura una parte de los calamares y un poco de rape con perejil. En una sartén con un poquito de aceite de oliva cocina la mezcla. Cuando esté bien hecho, añade el sofrito (ver p. 81) y remueve. Luego incorpora los macarrones y combina bien. Cubre con el caldo de pescado (ver p. 79) y tapa mientras se cocina.

2. Reboza el resto del rape y los calamares. Según la edad del peque, solo el rape (deja el calamar para cuando ya tienen dientes y mastican).

3. En un bol mezcla el huevo y un poco de bebida de avena, e introduce el rape y los calamares en la mezcla. Deja reposar una hora. Entretanto, prepara un plato con harina de avena y otro con el pan rallado integral. Primero pasa el pescado por la harina, luego por la mezcla de huevo y reboza con el pan.

4. En una sartén fríe el pescado con un poco de aceite y, antes de servir, deja escurrir en un papel de cocina para que absorba bien el aceite. También puedes hacerlo al horno a 180 °C unos 15 minutos. Queda muy diferente pero mucho más sano.

ADEMÁS...

Para los adultos, puedes preparar una salsa ajonesa con los ajos con los que tostaste los fideos (queda brutal), un poco de aceite de oliva, un huevo, perejil y sal. Pásalo todo junto usando la batidora de mano, siempre con movimientos de abajo arriba, y listo. Conserva la salsa en la nevera para servirla fría.

EL TRUCO DE BLW

A partir de los 6 meses los peques pueden comer almejas bien picaditas. Ahora bien, cuando se las ofrezcas por primera vez, toma las mismas precauciones que con cualquier otro alimento susceptible de generar alergias o intolerancias. Ofréceselas durante tres días y observa que no se produzcan reacciones adversas.

Respecto al tamaño, en realidad a partir del año ya se las puedes dar enteras, aunque admito que yo con esa edad todavía no me atrevo a dárselas a Nora... Cuando era más pequeña, lo que hacía era servirle los trocitos más pequeños aparte.

FIDEOS A LA MARINERA

INGREDIENTES (PARA 2 PERSONAS)

- 125 g de fideos de cabello de ángel (he usado los de espelta)
- 175 ml de caldo de pescado
- 8 gambas (de las mejores si es posible)
- 1 pimiento rojo pequeño
- almejas y mejillones al gusto (opcional)
- 1 bote de sofrito
- aceite de oliva
- 3 dientes de ajo

ELABORACIÓN

1. Primero tuesta los fideos en una cazuela o paellera con un poquito de aceite de oliva y los tres dientes de ajo.

2. Sin dejar de remover, deja que se doren lo máximo posible, pero con cuidado de que no se quemen los ajos, si no, amargan y no sirven. Después de unos minutos, retira los ajos, pero no los tires. Mira el cuadro de información extra, porque tal vez quieras usarlos. Reserva los fideos tostados.

3. En la misma paellera, añade los pimientos cortados muy pequeños y deja que reduzcan. Cocina cuatro gambas enteras (sin cabeza) vuelta y vuelta, y reserva. Incorpora el sofrito (la receta está en la p. 81) y las otras cuatro gambas bien picaditas. Vierte una cucharada del caldo de pescado y, si quieres, los mejillones y las almejas.

4. Añade los fideos y mezcla bien. Incorpora el caldo y deja que evapore. Puedes acabar la receta en el horno para que los fideos queden más secos. Hornéalos a 200 °C durante 10 minutos. Para esto es importante haber precalentado el horno durante al menos 10 minutos previamente, si no, se cocinarían y el efecto sería el contrario. Coloca encima las cuatro gambas enteras.

ADEMÁS...

Si lo prefieres, o te viene mejor porque tienes otros ingredientes en casa, para esta misma receta puedes usar pollo o ternera en lugar de las costillas de cerdo. Quedará estupenda igualmente.

FIDEOS CON COSTILLA

INGREDIENTES (PARA 2 ADULTOS + 1 PEQUE)

- 250 g de costilla de cerdo
- 200 g de fideos gruesos
- 500 g de caldo de carne
- aceite de oliva para dorar
- 1 pimiento verde
- 1 cebolla
- 2 tomates
- 2 dientes de ajo
- sal al gusto (+1 año)
- pimienta negra al gusto

ELABORACIÓN

1. En una cazuela o paellera con un poco de aceite cocina las costillas con un poquito de pimienta. Dóralas a fuego medio vuelta y vuelta, sin dejar de remover. ¡Cuidado, que no se quemen!

2. Añade la cebolla picada o en dados y el ajo bien picadito. Cocínalo todo junto con las costillas. Cuando la cebolla ya esté blandita y transparente, agrega el pimiento en tiras o en trozos, como más te guste. Saltea todo.

3. Tritura los tomates y retira las semillas para evitar la acidez del propio tomate. Incorpora a la cazuela y deja que se sofría. ¡Fliparás con lo bien que huele! Una vez reducido, añade los fideos. Deja que se haga hasta que los fideos se doren.

4. Cubre con caldo de carne (queda más gustoso) o con agua y sube a fuego alto. Cuando hierba, corrige de sal en caso necesario y deja que evapore a fuego medio.

5. Cuando los fideos estén al dente, apaga el fuego, tapa la cazuela con un paño de cocina y deja que repose unos minutos antes de comer.

6. Si prefieres hacerlo al horno, precalienta el horno a 200 °C (arriba y abajo) y luego deja que se cocinen unos 5 o 10 minutos. Es un plato simple, fácil de hacer y está delicioso.

EL TRUCO DE BLW

Si tus peques ya consumen sal, sazona la masa un poquito, porque, aunque es bacalao, recuerda que es fresco y no lleva sal. Es por esto que el buñuelo se adapta al BLW, pero en realidad el sabor de este bacalao es muy distinto del que generalmente consumimos los mayores, que suele ser salado.

BUÑUELOS DE BACALAO

INGREDIENTES (PARA 2 ADULTOS + 1 PEQUE)

· 175 g de bacalao fresco
· 230 g de patata
· 1 diente de ajo grande picado
· perejil fresco picado al gusto
· 2 yemas de huevo
· aceite de oliva (en espray)

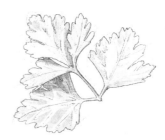

ELABORACIÓN

1. Desmenuza bien el bacalao con las manos y asegúrate de que no se cuele ninguna espina.

2. Cuece la patata al vapor y, una vez lista, prénsala con un tenedor para machacarla.

3. En un bol combina la patata, el bacalao, el ajo bien picadito (yo quito el centro, para que no repita), el perejil picado y las dos yemas. Mezcla bien con las manos limpias.

4. Rocía un papel de horno con un poco de aceite en espray y forra una bandeja de horno. Forma bolitas y distribúyelas en la bandeja.

5. Rocía los buñuelos con otro poco de aceite y llévalos al horno a 180 °C arriba y abajo unos 20 minutos. Esto dependerá mucho de tu horno, así que mejor guíate por el colorcito que vayan adquiriendo. Cuando los buñuelos estén doraditos, ¡sácalos y a comer!

6. Si te sobran, puedes congelarlos, así tendrás para otra comida.

TUS NOTAS:

SALMÓN CON GUACAMOLE

INGREDIENTES (PARA 1 ADULTO + 1 PEQUE)

- 150 g de salmón
- aceite de oliva para freír
- el zumo de 1 limón
- sésamo tostado molido para rebozar
- harina de maíz para rebozar
- aceite de oliva para freír

Para el guacamole:
- 2 aguacates
- ½ cebolla dulce
- cebollino al gusto
- albahaca al gusto
- 1 tomate
- comino al gusto
- limón al gusto

ELABORACIÓN

1. Corta el salmón dependiendo de la edad de tus peques, a bastoncillos o en dados. En un bol mezcla el zumo de limón, el sésamo tostado y molido y la harina de maíz y reboza el salmón.

2. En una sartén con aceite de oliva muy caliente fríe el salmón. Seca con un papel de cocina y deja reposar.

3. Ahora toca hacer el guacamole. Trocea la cebolla dulce, pela el tomate y extrae las pepitas. Córtalo todo muy finamente. Chafa el aguacate con un poco de limón y albahaca picada y mezcla con la cebolla y el tomate. Acaba con un poco de comino y cebollino.

4. Para los más mayores puedes hacerlo con nachos y queso. Está… ¡brutal!

EN LA COCINA CABEMOS TODOS

¡Prepárate para cocinar con tu peque! Hoy puede ser un buen día para hacer estas barritas y comer algo cocinado por ambos. Pon alguna música que os guste y, entre los dos (¡o los tres o los cuatro!), preparad los alimentos. Recuerda: no se trata de hacer barritas perfectas, esto no va de eso. Aquí de lo que se trata es de disfrutar juntos, en familia.

Aunque parezca algo cansado o que supone demasiada preparación, te aseguro una cosa: cuando Nora y yo cocinamos juntas siempre me supone un chute de energía y alegría tremendo.

Y una vez que estén listas, cualquier forma será ideal para disfrutar de estas barritas de pescado y verdura.

BARRITAS DE MERLUZA

INGREDIENTES (10 UNIDADES)

· 200 g de merluza
· coliflor y brócoli al gusto
· aceite de oliva al gusto
· ajo y perejil al gusto
· pimienta negra al gusto
· sal (+1 año)
· pan rallado para rebozar
· harina para rebozar
· huevo para rebozar

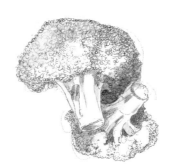

ELABORACIÓN

1. Primero cocina la verdura al vapor.
2. Luego tritura la verdura, la merluza, el ajo, la pimienta y el perejil juntos (si el peque ya es mayor, se puede introducir sal).
3. Con las manos haz la forma que desees con la masa y rebózalas en este orden: harina, huevo y pan rallado.
4. Las barritas se pueden cocinar al horno, en la freidora de aire a 180 °C o en una sartén con abundante aceite caliente (si los peques ya son más mayores). Aquí te presento dos formatos distintos: unas barritas al horno y otras en la freidora de aire.

EN LA COCINA CABEMOS TODOS

Anímate a pedirle a tu peque que intente hacer las bolitas. Será divertido e incluso podéis inventar nuevas formas para este plato. Probad a hacer barritas, o pequeñas hamburguesas… ¡lo que se os ocurra! ¡Y a disfrutar!

ADEMÁS…

Si no quieres preparar la mezcla de harina de maíz y agua o, sencillamente, no tienes la harina a mano, puedes sustituir ese ingrediente por huevo batido. Cumplirá la misma función para que puedas rebozar las bolitas y también quedarán deliciosas.

BOLITAS DE PESCADO Y ESPÁRRAGOS

INGREDIENTES (PARA 6 UNIDADES)

- · 1 gallo (pescado)
- · 6 o 7 espárragos finos
- · 20 g de harina de maíz
- · aceite de oliva para saltear
- · 1 diente de ajo
- · pan rallado
- · agua

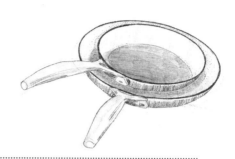

ELABORACIÓN

1. Corta los espárragos adaptándote como siempre a un tamaño adecuado a la edad de tu peque para que pueda comer con comodidad. Yo, ante la duda, te recomiendo que los piques muy muy finos.

2. Saltea los espárragos junto con un poco de aceite de oliva y el ajo picado durante 5 minutos. Pasado ese tiempo, apártalos del fuego y resérvalos.

3. En esta elaboración yo suelo usar gallo, un pescado que es parecido a un lenguado en forma y sabor. Sin embargo, la verdad es que puedes usar cualquier pescado blanco, así que no dudes en adaptar la receta a lo que tengas disponible en casa. Quítale las espinas al pescado y tritúralo en la picadora.

4. Mezcla el pescado con la picada de espárragos y ajo que has cocinado.

5. En un bol aparte, mezcla la harina de maíz con agua fría para hacer una crema: remuévela hasta que tenga una textura similar a la del huevo batido.

6. Añade la crema de maíz a la mezcla de pescado y espárragos, y una vez que esté bien integrado, ve haciendo bolitas.

7. Reboza las bolitas con pan rallado varias veces hasta que notes que adquieren una textura contundente, es decir, que no se van a deshacer al cocinarlas.

8. Precalienta la freidora de aire a 200 °C durante 5 minutos. Una vez lista, cocina las bolitas durante 15 minutos o hasta que veas que están doradas.

9. Si lo prefieres, también puedes freír las bolitas con abundante aceite de oliva, pero antes de echarlas espera a que el aceite esté muy caliente.

¡Os aviso que huelen de maravilla y están buenísimas!

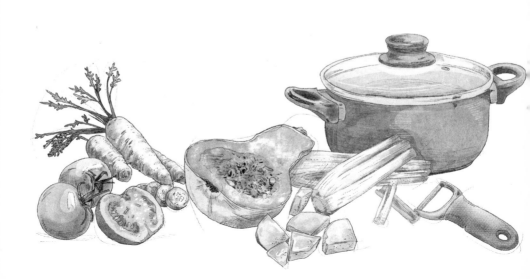

TUS NOTAS:

TUS NOTAS:

RAPE CON SALSA DE ALMENDRAS

INGREDIENTES (PARA 1 ADULTO + 1 PEQUE)

- 8 colitas de rape
- un puñado de almendras tostadas
- un botecito de sofrito
- 300 ml de caldo de pescado
- aceite de oliva para freír
- 1 diente de ajo
- unas hojas de perejil
- agua al gusto

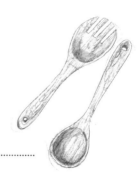

ELABORACIÓN

1. En una cazuela con un buen chorrito de aceite de oliva, cocina las colitas de rape, vuelta y vuelta. Añade un puñado de almendras molidas y mezcla bien.

2. Echa medio vaso de agua y un botecito de nuestro sofrito y remueve suavemente para obtener una salsa.

3. Cubre con el caldo de pescado, hasta la mitad de la cazuela. En este caso tenía congelado un caldo de rape y ha quedado muy gustoso. Déjalo cocer hasta que el caldo haya reducido lo suficiente.

4. Tritura el ajo y el perejil con aceite de oliva, y échalo al final para darle un toque.

5. Añade más almendras si te apetece potenciar el sabor. Puedes acompañar con un poco de arroz o pasta. ¡Y a disfrutar!

TUS NOTAS:

CROQUETAS DE POLLO

INGREDIENTES

- 200 g de pollo
- ½ cebolla

Para la bechamel:
- 25 g de harina
- 300 ml de bebida de soja
- nuez moscada al gusto
- pimienta negra al gusto

- ajo al gusto
- perejil al gusto

Para el rebozado:
- 2 huevos
- harina
- pan rallado

ELABORACIÓN

Esta receta está pensada para elaborarla con el pollo que te haya sobrado del día anterior (ya sea del caldo de la p. 75 o del pollo encebollado de la p. 177).

1. Pica el pollo para que quede bien triturado, de forma que tus peques puedan comerlo sin problema. Corta media cebolla finamente y ponte manos a la obra.

2. Sofríe la cebolla en una sartén con un chorrito de aceite. Pasados unos minutos, añade el pollo. Tamiza la harina sobre la mezcla y deja que se cocine un par de minutos más.

3. Cuando esté listo, empieza a mezclar la bebida vegetal para ir creando una bechamel. Yo suelo usar bebida de soja (porque la de avena tiene un punto dulzón).

4. Cuando hayas añadido la mitad, aproximadamente, adereza con un poquito de nuez moscada, pimienta negra y ajo y perejil al gusto.

5. Continúa añadiendo la bebida poco a poco hasta conseguir que se separe la masa de las paredes de la sartén.

6. Retira del fuego y deja que se enfríe un poquito. Tapa la masa con papel film a piel (de manera que no entre aire) y déjala reposar en la nevera unas dos horas.

7. Una vez que la masa esté lista, ve haciendo bolas y dales forma a tu gusto. Pásalas por harina primero, después por el huevo batido y, para finalizar, por el pan rallado.

8. Ve colocándolas sobre papel de horno, bien separadas, e introdúcelas en un táper para poder congelarlas.

9. Al congelarse, las croquetas tomarán fuerza y no se desmontarán cuando las cocines. Lo bueno es que, en este caso, si haces croquetas de más, podrás dejarlas en bolsas, ya preparadas para cocinar otro día.

10. He probado a cocinarlas de dos maneras. Con la freidora de aire (precalentada) a 200 °C, con unas gotas de aceite. Quedan bien, pero es más probable que se te desmonten un poco (pon papel de horno debajo). O fritas con abundante aceite de oliva muy caliente (si los peques ya son mayores o son para los adultos).

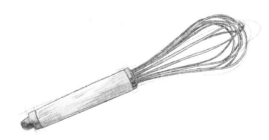

TUS NOTAS:

ADEMÁS…

Sí, las hamburguesas son por definición una receta super-simple, fácil de hacer y, precisamente por eso, ideal para los más peques de la casa.

Ahora bien, ¡no las subestimes! Piénsalo: los mayores simplemente necesitamos los *toppings*, y automáticamente tenemos una de esas comidas de las que nos hacen babear. Cuando las sirvas para ti, ponlas sobre pan de cristal, añádeles unas rodajas de queso de cabra, unas hojas de lechuga, salsa de yogur, si te gusta… ¡Te acabas de montar una hamburguesa de lujo!

HAMBURGUESAS DE PAVO
Y MANZANA

INGREDIENTES (PARA 6 UNIDADES)

- · 300 g de pechuga de pavo
- · ½ manzana dulce
- · ½ cebolla morada
- · aceite de oliva para sofreír

ELABORACIÓN

1. Corta la manzana y la cebolla muy finamente. Puedes pelar la manzana si lo prefieres.
2. En una sartén a fuego suave sofríe la manzana y la cebolla con un poquito de aceite de oliva hasta que quede todo bien blandito.
3. Pica el pavo de la forma que quieras e incorpóralo junto al sofrito de cebolla y manzana. Cocina vuelta y vuelta, ¡y ya está!

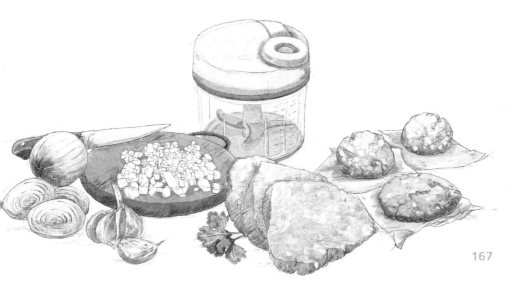

FONDO DE ARMARIO

¡Ojo! No tires las cabezas de las gambas. Los peques no pueden consumirlas, pero los adultos sí, así que congélalas para poder hacer un delicioso *fumet* para un futuro arroz. Todas las recetas de este libro se pueden adaptar a toda la familia. Podrás comer lo mismo que tu peque, pero cuando sea posible poner algún toque de más con esa facilidad, no lo desaproveches.

HAMBURGUESAS DE CALAMAR Y GAMBAS

INGREDIENTES (PARA 4 UNIDADES)

· 3 calamares pequeños
· 6 gambas rojas
· 2 palitos de pan
· 100 ml de bebida de avena
· 1 diente de ajo
· pimienta blanca al gusto
· perejil fresco al gusto
· aceite de oliva para freír

ELABORACIÓN

1. Esta receta no tiene secretos. Simplemente tritura todos los ingredientes juntos. Dale forma de hamburguesa a la mezcla.

2. En una sartén pintada con aceite de oliva fríe la hamburguesa. ¡Y ya!

3. Si no vas a utilizarlas, puedes congelar las hamburguesas en bolsas o táperes.

UN POCO DE INFORMACIÓN

La quinoa es una semilla que consumimos como si fuera un cereal. Su sabor es muy agradable y tiene una textura suave. Es ideal para los celíacos, ya que no contiene gluten. Además, se puede cocinar como si fuera una pasta o un arroz, mezclada con verduras, pescados, carnes, incluso dulces.

UN POQUITO DE MÍ...

La quinoa forma parte de mi historia. Era uno de los ingredientes que más vendía en mi tienda.

¡Sí, has leído bien, mi tienda! Tuve una en su día, y desde luego que me acuerdo a menudo porque fueron cinco años de mi vida que también estuvieron relacionados con la cocina y la alimentación en general.

Por entonces, mi contenido en las redes sociales se limitaba a mi muro de Facebook y a lo que salía de mi libreta de cocina, pero dedicaba cada semana a un alimento, ¡y me encantaba! Contaba su origen, su historia y algunas cosas curiosas relacionadas con sus elaboraciones. Era divertido aprender y compartir.

HAMBURGUESAS DE QUINOA Y SALMÓN

INGREDIENTES (PARA 8 UNIDADES)

- 200 g de quinoa
- 200 g de salmón
- 450 ml de caldo de verdura
- ½ puerro
- 2 dientes de ajo
- 1 tomate deshidratado
- perejil picado
- aceite de oliva para freír

Para rebozar:
- harina de garbanzo
- agua tibia
- harina de avena
- pan rallado integral
- sésamo tostado molido

ELABORACIÓN

1. Corta el puerro muy fino y en una sartén con un poquito de aceite saltéalo.

2. Pica el ajo y trocea el tomate deshidratado muy pequeño y añádelo a la sartén. Por último, desmenuza el salmón y cocina todo junto.

3. Lava la quinoa con abundante agua hasta que quede transparente. En una cazuela a fuego medio cocínala con el caldo de verdura hasta que quede bien hecha.

4. En un bol mezcla la harina de garbanzo con agua tibia hasta obtener una textura de huevo. En otro bol, combina la harina de avena, el pan rallado y el sésamo.

5. Mezcla el salmón y el puerro con la quinoa y el huevo. Con las manos dale forma de bolitas y hamburguesas. Enharina las hamburguesas y a la sartén con aceite bien caliente.

EL TRUCO DE BLW

Las hamburguesas vegetales, vegetarianas o veganas son ideales para introducir un sinfín de cereales, semillas, frutos secos, legumbres, verduras. Solo tenemos que abrir la imaginación y probar nuevos sabores. Es una buena opción para usar esas verduras que tenemos a la mitad, ese bote de legumbres y aprovechar los alimentos que tengamos en la despensa. Por qué no decirlo, puede ser una hamburguesa de sobras. Y bien buena.

EN LA COCINA CABEMOS TODOS

Si aún no has comprado un cuchillo para tu peque, puede ser el momento. Aunque te parezca demasiado peligroso, si ya tiene control de la motricidad fina, no tendrá problema, solo tienes que explicarle que debe ser cuidadoso y tienes que estar tú muy pendiente. ¡Créeme, los niños son capaces de sorprendernos cuando les dejamos hacer cosas!

Actualmente hay diferentes variedades de cuchillos para niños en el mercado, de madera o de sierra redondeada de acero inoxidable. Podrá cortar los alimentos y sentirse parte de la elaboración de su propia comida.

HAMBURGUESAS DE GARBANZOS

INGREDIENTES (PARA 8 UNIDADES)

- 200 g de garbanzos cocidos
- 100 g de cebolla
- 60 g de zanahoria
- 2 cucharadas de harina de garbanzos
- 1 cucharadita de levadura química
- ajo al gusto
- perejil al gusto
- aceite de oliva para sofreír
- 4 cucharadas de pan rallado
- comino al gusto
- cilantro al gusto
- aquafaba (el líquido de la cocción del garbanzo)
- sal (+1 año)

ELABORACIÓN

1. Lava la zanahoria. Después pela y pica la cebolla y la zanahoria.
2. En una sartén a fuego medio con un poquito de aceite cocínalas hasta que reduzcan para que quede un sofrito blandito.
3. Tritura los garbanzos con su propio jugo hasta que tengan una textura parecida a la del huevo batido, con el comino, ajo y perejil, cilantro fresco, dos cucharadas de harina de garbanzo, la cucharadita de levadura química y pan rallado.
4. En un bol grande combina el sofrito de zanahoria y cebolla con la mezcla de garbanzos. Mezcla todo bien.
5. Con la ayuda de dos cucharas soperas haz la forma de la hamburguesa. Envuelve cada hamburguesa con film para congelar. También puedes guardarlas en un táper separándolas con papel de horno.
6. Consérvalas en el congelador durante una hora para que cojan fuerza antes de cocinarlas.
7. Para cocinarlas usa una sartén (o una crepera) con un poquito de aceite de oliva. Vuelta y vuelta, y a disfrutar.

ADEMÁS...

Los mayores podéis añadir un toque de mostaza o de salsa de soja. Y por qué no, acompañar el pollo con unas arepas con queso latino y un poco de aguacate o salsa guasacaca.

UN POCO DE INFORMACIÓN

La carne mechada es uno de los platos más típicos de Latinoamérica. Se puede elaborar con carne de ternera o con pollo. Es una forma original y sabrosa de cocinar. En Venezuela, México, incluso en las Islas Canarias, es una receta tradicional en las casas de cualquier familia.

POLLO MECHADO

INGREDIENTES (PARA 2 ADULTOS + 1 PEQUE)

- · 300 g de pollo
- · 1 cebolla pequeña
- · 1 pimiento rojo
- · 2 dientes de ajo
- · 1 bote de sofrito
- · pimienta negra al gusto
- · aceite de oliva para sofreír

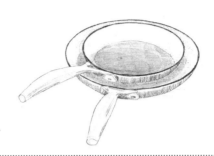

ELABORACIÓN

1. Es el momento de aprovechar el pollo que nos haya sobrado del día anterior. Si no, siempre puedes coger las pechugas de pollo y cocerlas para esta receta. Cúbrelas con agua y déjalas cocinar unos 40 minutos.

2. Mientras, corta a cuadraditos muy pequeños la cebolla, el pimiento rojo y pica los ajos muy finos. Cocina en una sartén con un poquito de aceite y pimienta negra al gusto y deja reducir unos 10 minutos.

3. Mecha el pollo, a tiras, y añádelo en la misma sartén, con un botecito de salsa de tomate o de sofrito (p. 81) y mezcla todo bien. Déjalo cocinar unos 15 minutos para que el pollo se impregne de todos los sabores. Y a disfrutar.

EL TRUCO DE BLW

Dependiendo de la edad, puedes acompañar el pollo haciendo una salsa de cebolla, triturando la cebolla cocinada y un poco de caldo de pollo. O tal cual con la pechuga desmenuzada. Si sobra pollo, no dudes en guardarlo para una buena ensalada o incluso para elaborar nuestras deliciosas croquetas.

POLLO ENCEBOLLADO

INGREDIENTES (PARA 2 ADULTOS + 1 PEQUE)

· 4 muslos de pollo deshuesados
· 6 o 7 cebollas
· aceite de oliva para pochar

ELABORACIÓN

1. Lava y corta las cebollas en juliana. En
una sartén, con un poquito de aceite, póchalas hasta que
reduzcan a la mitad. Y cuando digo «un poquito», es justo eso: en
esta receta casi no hace falta aceite porque las cebollas se cocinan
con su propia agua.

2. Entretanto, en otra sartén, dora los muslos.

3. En la misma sartén del pollo, añade la cebolla y deja que se
cocine un buen rato todo junto.

4. Mientras tanto, precalienta el horno a 200 °C.

5. En una bandeja de horno distribuye el pollo de forma que tenga
espacio para que puedas girarlo rápido, sin quemarte. Cuando lo
tengas colocado, mételo al horno más o menos una hora.

6. Abre dos veces para darles la vuelta a los muslos. Aprovecha
para añadir la cebolla por encima cuando lo gires, para mantenerlo
hidratado y que vaya tomando el sabor. Y listo.

ADEMÁS...

A mí me gusta acompañarlos con una salsa tzatziki, que es típica de la cocina griega y turca. Se hace a base de 1 yogur griego, zumo de ½ limón, unas hojas de menta, aceite de oliva, ½ pepino (con la piel, te recomiendo los baby), medio ajo y un poquito de pimienta blanca al gusto. Y queda delicioso con los *nuggets*.

NUGGETS DE PAVO

INGREDIENTES (PARA 12 UNIDADES)

- 200 g de pavo
- dos bastoncitos de pan
- queso parmesano al gusto
- un chorrito de bebida de avena
- ajo en polvo al gusto
- pimienta negra al gusto
- 1 mozzarella fresca (opcional, +9 meses)
- pan rallado para rebozar
- harina para rebozar
- huevo para rebozar

ELABORACIÓN

1. Tritura el pavo con el pan, una mozzarella fresca y un poco de queso parmesano (o se puede hacer también con queso latino en vez de la mozzarella y el parmesano), ajo en polvo, pimienta y un chorrito de bebida de avena. Debes poder moldear con las manos la masa resultante, pero que no quede seca. Para ello, juega con la bebida de avena para conseguir la textura deseada.

2. Reboza los *nuggets* con harina, huevo y pan rallado, en este orden. A mí me gusta hacerlo con pan rallado de espelta porque queda crujiente.

3. Cocina en la freidora de aire unos 7 u 8 minutos a 200 ºC.

4. Antes de freírlos, suelo dejarlos en el congelador un ratito para que cojan fuerza.

UN POCO DE INFORMACIÓN

El wok es un tipo de sartén redonda y abombada, empleada en el Extremo Oriente y el Sudeste Asiático. Suelen estar hechas de acero, hierro fundido, incluso se han encontrado ejemplares de aluminio. Se emplea para saltear los alimentos, mediante un movimiento constante denominado *wok her*. De esta manera los alimentos se cocinan, manteniendo su sabor y olor. El wok se puede usar también para freír, incluso para cocinar al vapor, colocando encima una cesta vaporizadora de bambú.

PAVO CON ALMENDRAS

INGREDIENTES (PARA 2 ADULTOS + 1 PEQUE)

- 300 g de pechuga de pavo
- 50 g de almendras
- 300 ml de caldo de verdura
- 1 zanahoria
- ½ cebolla morada
- ½ calabacín
- aceite de oliva para freír
- 1 cucharadita de harina de maíz
- pimienta al gusto
- sal (+1 año)

ELABORACIÓN

1. En primer lugar, en un wok tuesta las almendras con un poquito de aceite de oliva y reserva.
2. Trocea la pechuga de pavo y cocina vuelta y vuelta en el mismo wok. Si el peque ya tiene un año, salpimienta. Retira.
3. En el wok, cocina la zanahoria, limpia, pelada y cortada en bastoncitos. Una vez dorada, añade también el calabacín cortado igual que la zanahoria y la cebolla cortada gruesa (ya que luego quedará superblandita). Saltea todo junto.
4. Agrega la pechuga de pavo y mezcla con cariño.
5. Ahora es el momento de echar el caldo de verdura (ver p. 77). Deja que hierva un poco y echa una cucharadita de harina de maíz y las almendras tostadas (bien molidas). Y cuando se haga una salsita, ya lo tenemos.
6. Los peques ya pueden gestionar las verduritas salteadas, pero, si no te gusta que tenga tropezones, tritura la salsa.

TUS NOTAS:

SOLOMILLO DE CERDO EN SALSA

INGREDIENTES (PARA 2 ADULTOS + 1 PEQUE)

- 5 trocitos de solomillo de cerdo
- 300 ml de caldo de verdura
- 3 dientes de ajo
- 2 zanahorias
- 2 cebollas
- aceite de oliva para sofreír
- pimienta negra
- 1 cucharadita de maicena
- especias
- sal (+1 año)

ELABORACIÓN

1. En una sartén con un poco de aceite de oliva cocina la carne, vuelta y vuelta. Yo he usado el solomillo, que es la parte más tierna del cerdo. Una vez dorado, retira y reserva.

2. Lava y trocea las zanahorias. Corta la cebolla en juliana

3. En la misma sartén, añade el ajo, la zanahoria y la cebolla. Deja que reduzca.

4. Ahora es el momento de incorporar la maicena y las especias que más te gusten. En mi caso he puesto levadura nutricional, ajo y perejil.

5. Vierte el caldo y deja que llegue a ebullición. Echa los trozos de solomillo, baja el fuego y deja que se cocine todo junto, hasta que se haga la salsita, a fuego medio.

6. Puedes triturar la salsa para que te quede más suave y gustosa, o directamente servirla con los tropezones. Dependerá de tu gusto y de la edad de tus peques.

ADEMÁS...

Si solo vais a comer los adultos, en vez de caldo puedes usar vino blanco. De hecho, también puedes usarlo si ya cocinas con vino para toda la familia.

UN POCO DE INFORMACIÓN

Me encanta descubrir la historia que esconden los platos y las tradiciones que se unen a cada elaboración. En Nápoles esta receta se sirve generalmente acompañada de *ziti*, un tipo de pasta italiana de grano duro, con forma cilíndrica (muy parecida a la de los macarrones) y con la superficie lisa.

Según la tradición, esta es una oportunidad para que la familia se reúna en la cocina y así romper los *ziti* entre todos, antes de cocinarlos.

Puede parecer un detalle menor, pero esta es una antigua costumbre que todavía calienta los corazones de las familias italianas y de la que creo que podemos aprender lecciones. Cocinar juntos, aunque solo sea animando a tu peque a que te ayude colocando las verduras en tazones o pasándote la cuchara de remover cuando la necesites, es una excusa perfecta para compartir momentos con él.

FONDO DE ARMARIO

Esta salsa es ideal para tener en el congelador y usar un día puntual que no tengas tiempo de cocinar. Con un poco de pasta fresca, en un momento tendrás un plato delicioso.

SALSA GENOVESA

INGREDIENTES (PARA ½ KILO DE SALSA)

- 400 g de ternera
- 3 cebollas
- 1 zanahoria
- 1 rama de apio
- ¼ de caldo de verdura

- 2 cucharadas de aceite de oliva
- pimienta negra
- sal (+1 año)

ELABORACIÓN

1. Limpia y trocea finamente la zanahoria y el apio (con sus hojas). En una sartén grande (30 cm de diámetro) con aceite de oliva, pocha a fuego suave.

2. Corta las cebollas en juliana. Echa solo un puñado al sofrito y cocina hasta que todo reduzca.

3. Trocea grande la ternera (especial para guisos) y añádela a la sartén. Sazónala con pimienta y sal, si el peque ya tiene un año, y dora bien.

4. Cuando se haya dorado, vierte el caldo de verdura y deja que se evapore.

5. Luego agrega el resto de las cebollas y remueve. Baja el fuego al mínimo y tapa. Deja que cocine durante 3 horas. Sí, sí, has leído bien: 3 horas.

6. Remueve de vez en cuando. Y pasado ese tiempo, ¡listo! Vas a flipar de lo sabrosa y melosa que queda la ternera.

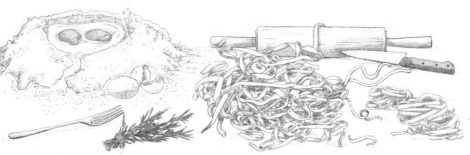

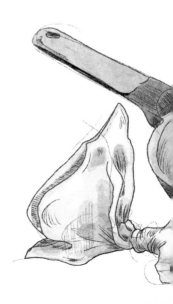

3

Las más disfrutonas

Recetas dulces, sanas y deliciosas,
porque a nadie le amarga un dulce

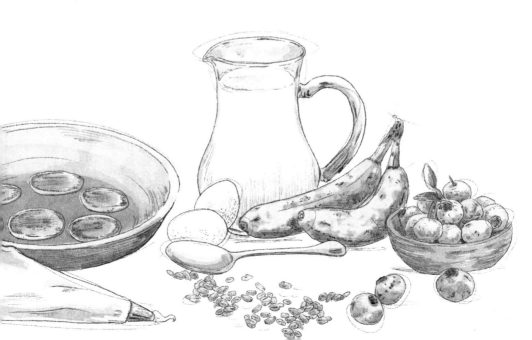

UN POCO DE INFORMACIÓN

La algarroba es el fruto del algarrobo. Es originario del Mediterráneo y de Sudamérica. Sus vainas son alargadas de color marrón oscuro. Tiene muchas aplicaciones en la alimentación, tanto animal como humana. Fue ampliamente usada en periodos de escasez. La llamaban el cacao de los pobres por su parecido en sabor y color.

EL TRUCO DE BLW

Estas magdalenas podrían servir perfectamente para hacer un pastel para celebrar el primer aniversario de tu peque. Simplemente cambia el molde por uno redondo de unos 20 cm de diámetro.

MAGDALENAS MARMOLADAS

INGREDIENTES (PARA 6 UNIDADES)

- 1 plátano maduro
- 1 huevo grande
- ½ zumo de limón
- 6 g de levadura química
- 75 g de harina de avena integral
- 1 cucharada de harina de algarroba o cacao puro

ELABORACIÓN

1. Empieza triturando el plátano en un bol grande.
2. Añade el huevo y mezcla todo. Puedes hacerlo con las varillas o con una batidora.
3. Cuando se haya combinado bien, agrega el zumo de limón. Mezcla. Por último, añade la harina de avena integral y la levadura. Bate hasta que quede una masa suave y esponjosa.
4. Precalienta el horno a temperatura máxima arriba y abajo.
5. Distribuye la masa en dos platos. En uno de ellos solo tendrás la mitad de la masa, mientras que, a la otra mitad, en el otro plato, le añadirás un poquito de harina de algarroba o cacao puro. De esta forma, tendrás ya tus dos masas de dos colores diferentes para los dos niveles de la magdalena.
6. Ahora rellena unos moldes de magdalena (de silicona mejor que de papel) con la masa de cada plato, mitad y mitad, primero una capa de un color, luego otra capa del otro, para lograr el efecto marmolado. ¡Puedes combinarlas como más te guste!
7. Reduce la temperatura del horno a 220 °C y hornea unos 15 minutos. El tiempo depende del tamaño de las magdalenas y del horno, así que echa un vistazo de vez en cuando.
8. Cuando estén hechas, deja que se enfríen antes de comerlas, a poder ser sobre una rejilla.

ADEMÁS...

Estas magdalenas no llevan nada de azúcar, así que a los adultos su sabor puede resultarles un tanto peculiar. Siempre recomiendo probar las frutas antes para que te asegures de que tanto el plátano como las moras están maduros y dulces.

MAGDALENAS DE MORA

INGREDIENTES (PARA 6 UNIDADES)

- un puñado de moras (unas 10 moras)
- 1 plátano grande y maduro
- 130 ml de bebida de avena
- 110 g de harina de avena
- 10 ml de aceite de oliva
- 5 g de levadura química
- 1 huevo

ELABORACIÓN

1. Primero prepara los ingredientes. Por un lado, tamiza la harina con la levadura.

2. Por otro, tritura el plátano con la bebida de avena y el aceite, y resérvalo.

3. Separa la clara de la yema en dos recipientes. Por último, tritura las moras (un poquito).

4. En un bol grande bate la yema de huevo con la mezcla de plátano, bebida de avena y aceite. Después ve incorporando la harina con la levadura poco a poco para que se vaya mezclando bien.

5. En otro bol, monta la clara de huevo a punto de nieve e incorpórala a la mezcla resultante del paso anterior.

6. Con la ayuda de una lengua, mezcla todo bien haciendo movimientos circulares suavemente.

7. Separa la masa en dos boles. Reserva una mitad en el primer bol; en el otro, añade las moras y remueve para que la fruta se mezcle con la masa.

8. Rocía los moldes de magdalenas con un aceite en espray y empieza a jugar mezclando las dos masas.

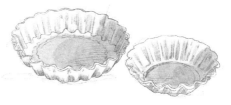

Puedes usar un palillo para darle el último toque a la mezcla de colores.

9. Precalienta el horno unos 10 minutos a 180 °C. Hornea unos 15 minutos aproximadamente. El tiempo depende del tamaño de los moldes y del horno, así que échale un vistazo de vez en cuando, pero no abras el horno de golpe, solo un dedito, y espera a que esté a temperatura ambiente.

10. Prepara una rejilla y coloca encima las magdalenas. No las desmoldes cuando aún están calientes, ya que se romperán.

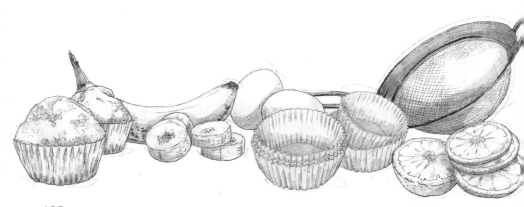

TUS NOTAS:

EN LA COCINA CABEMOS TODOS

Prepara un bol y el tamizador para que tu peque pueda colaborar con la harina. Puede ayudarte a batir los huevos con unas varillas o colocar los moldes, o las cápsulas de papel para las magdalenas.

MAGDALENAS DE NARANJA

INGREDIENTES (PARA 6 UNIDADES)

· 1 plátano maduro
· 50 ml de bebida de avena
· 25 ml de aceite de oliva
· 2 dátiles medjoul (sin hueso)
· 75 g de harina de avena
· el zumo de ½ naranja
· la ralladura de 1 naranja
· 5 g de levadura química
· 2 huevos

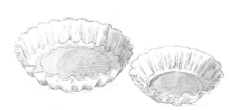

ELABORACIÓN

1. En un bol tritura el plátano y los dátiles. Mezcla con la bebida de avena, el aceite de oliva, el zumo de naranja y los dos huevos.
2. En otro bol tamiza la harina de avena con la levadura. Combina con la ralladura de naranja e incorpora a la mezcla del paso anterior.
3. Precalienta el horno a 180 °C arriba y abajo.
4. Distribuye la masa en unos moldes para magdalenas. Yo he usado uno de 6 magdalenas.
5. Hornea unos 30 minutos. Como son minimagdalenas, será suficiente.
6. Cuando veas que están doraditas, apaga el horno y ábrelo solo un centímetro para que vayan atemperándose poco a poco. Una vez frías del todo, desmolda y a comer.

UN POCO DE INFORMACIÓN

En realidad, podrías usar cualquier sartén para hacer estas crepes, pero yo suelo utilizar una crepera, una sartén más plana que facilita mucho las cosas a la hora de darle la vuelta a la crepe. Si no tienes una, no te preocupes, ¡usa la que tengas!

CREPES DE PLÁTANO

INGREDIENTES (PARA 10 UNIDADES)

- · 90 g de harina de avena
- · 220 ml de bebida de avena
- · 30 ml de zumo de limón
- · 1 huevo
- · ½ plátano maduro
- · canela en polvo al gusto

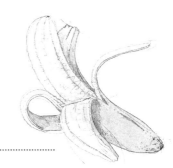

ELABORACIÓN

1. En un bol grande mezcla todos los ingredientes juntos, es decir, el huevo con la bebida vegetal, el plátano maduro (para que aporte dulzor), el zumo de limón, la harina tamizada y un poco de canela, hasta obtener la consistencia deseada.

2. Una vez hecha la masa, pásala por un colador para que no queden grumos.

3. En una sartén para crepes caliente, con la ayuda de un cucharón vierte la masa con cariño y amor. Dales la vuelta con una espátula fina después de un par de minutos, como mucho, para que no se quemen.

4. Déjalas cocinar por el otro lado y sácalas cuando estén doraditas.

5. Pasa las minicrepes a una fuente. Espolvoréalas con canela al gusto.

¡MIRA EL VÍDEO!

CREPES DE MANZANA

INGREDIENTES (PARA 6 UNIDADES)

· 125 ml de bebida de avena
· 75 g de harina de avena
· 1 huevo
· 2 manzanas
· aceite de oliva al gusto
· canela en polvo al gusto

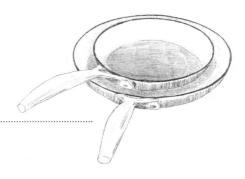

ELABORACIÓN

1. En un bol grande mezcla la harina, el huevo, el chorrito de aceite y la bebida de avena hasta alcanzar la consistencia deseada.

2. Una vez hecha la masa, si no te ha quedado completamente homogénea, pásala por un colador para que no queden grumos.

3. En una sartén para crepes caliente, con la ayuda de un cucharón vierte la masa y con una espátula dales la vuelta a las crepes después de un par de minutos, como mucho, para que no se quemen.

4. Por otro lado, adereza las manzanas con un poco de canela y métélas al horno a 180 °C durante 40 minutos o en la freidora de aire durante 30 minutos.

5. Cuando estén cocinadas, trínchalas con la ayuda de un tenedor. Rellena o acompaña tus crepes con la manzana. Te dejo una manera de hacerlo en el vídeo.

TUS NOTAS:

CREPES DE ALGARROBA

INGREDIENTES (PARA 6 UNIDADES)

- 90 g de harina de avena
- 250 ml de bebida de avena
- 1 huevo
- 1 plátano
- canela al gusto

Para el falso chocolate:
- 20 g de harina de algarroba
- 100 ml de bebida de avena
- 8 uvas pasas
- 6 almendras

ELABORACIÓN

1. En un bol grande mezcla el huevo con la bebida vegetal, el plátano, la harina tamizada y la canela. Cuando la masa tenga la consistencia deseada, con la ayuda de una cuchara pásala por un colador para que no queden grumos.

2. Prepara un falso chocolate a base de harina de algarroba, bebida de avena, uvas pasas y almendras. Calienta la bebida un poco para que se mezcle todo bien. Tritura con la batidora y reserva mientras preparas las crepes. Corrige las medidas, si quieres que te quede más espeso. Depende mucho de la bebida vegetal que uses.

3. Calienta la sartén (o crepera) y, cuando esté caliente, con un cucharón pequeño vierte la masa con cariño y amor. Dale la vuelta con una espátula fina después de un par de minutos.

4. En la misma sartén cubre la crepe con el falso chocolate y plégala. ¡Listo!

¡MIRA EL VÍDEO!

BAGHRIR
(crepe marroquí)

INGREDIENTES (PARA 10 UNIDADES)

· 100 g de sémola fina de trigo
· 30 g de harina de trigo
· 5 g de levadura de panadería

· 8 g de levadura química
· 140 ml de agua
· sal (+1 año) al gusto

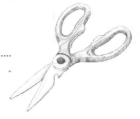

ELABORACIÓN

1. Disuelve la levadura de panadería en unos 10 ml de agua.

2. En un bol, mezcla la sémola y la harina. Añade la levadura de panadería y 80 ml de agua tibia. Bate todo bien. Cuando se hayan combinado todos los ingredientes, agrega la levadura química, la sal (si el peque ya tiene un año) y 50 ml de agua tibia.

3. Sigue batiendo con las varillas, de forma que vayas metiendo aire a la masa. Tiene que quedar una textura suave, como se ve en el vídeo. Luego deja reposar unos 20 minutos.

4. Calienta una sartén a fuego suave y, con la ayuda de un cucharón, vierte pequeñas cantidades y deja que se vaya creando la magia. Es espectacular lo que va sucediendo y lo bueno que está. Así que haz cada crepe con mucho amor.

5. A fuego suave, deja que se hagan todos los agujeros. Cuando veas que se ha cocinado del todo, retira la crepe. Recuerda que estas crepes no se cocinan vuelta y vuelta. Solo se hacen por un lado, el otro lado se cocina con el mismo calor de la sartén. ¡Y a disfrutar! A mí me han salido unas 10 unidades con estas cantidades, pero siempre dependerá del tamaño de tus crepes.

¡MIRA EL VÍDEO!

EN LA COCINA CABEMOS TODOS

Esta receta puede ser el mejor momento para compartir con tu peque, porque, aparte de ser sana y deliciosa, es divertida de preparar. En el vídeo verás cómo Nora se lo pasa en grande a mi lado. Para ella es un momento donde la imitación y el juego simbólico salen a reducir.

DELICIAS DE MANZANA

INGREDIENTES (PARA 6 UNIDADES)

· 250 g de harina de trigo
· 100 ml de bebida de avena
· 5 g de polvo de hornear
· 50 g de mantequilla
   o aceite de oliva

· 2 yemas de huevo
· 2 manzanas dulces
· canela en polvo

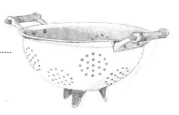

ELABORACIÓN

1. En un bol grande bate la harina y el polvo de hornear con la mantequilla a temperatura ambiente o el aceite de oliva. Quedará una textura grumosa. En otro bol combina la bebida de avena con las yemas e incorpora a la mezcla de harina. Amasa con las manos hasta conseguir una bola.

2. Ponte harina en las manos y sobre una superficie sigue amasando. Luego estira la masa con la ayuda de un rodillo. Después pliégala unas 8 veces. Por último, envuelve la masa con papel film y deja que repose en la nevera media hora mínimo.

3. Entretanto, pela y corta las manzanas en rodajas de 1 cm de grosor. Haz un agujero en el centro, tal como verás en el vídeo. Corta la masa en tiras y enrolla con ellas las rodajas de manzana.

4. Prepara la cubeta de la freidora de aire con unos papelitos de papel de horno. Rocía los lados con aceite en espray.

5. Cocina la manzana 5 minutos a 200 °C y otros 5 minutos a 185 °C.

6. Una vez hechas, déjalas enfriar en una rejilla.

7. El tiempo de horneado dependerá del grosor de la masa, que tarde más o menos en dorarse, así que el tiempo y la temperatura que he indicado son orientativos.

ADEMÁS...

Para los mayores, añade si quieres algunos trocitos de cho-colate con un 70 por ciento de cacao a la mezcla (cortados con el mismo cuchillo) y una pizca de sal Maldon (una sal fina, tipo escamas) por encima, que aporta un contraste genial. Y no seas tan ansias como yo, ¡el chocolate caliente quema mucho!

GALLETAS DE DÁTILES Y ALMENDRAS

INGREDIENTES (PARA 15 UNIDADES)

- 50 g de uvas pasas o dátiles
- 150 g de harina de almendra
- 100 g de harina de avena integral
- 4 g de levadura química
- 2 cucharadas de aceite de coco
- coco rallado al gusto
- 2 huevos

Y para los mayores:

- 100 g de chocolate con un 70 por ciento de cacao
- una pizca de sal Maldon

ELABORACIÓN

1. En un bol grande mezcla la harina de avena tamizada, la de almendra, la levadura y el coco rallado. Añade el aceite de coco templado, las uvas pasas trituradas y los dos huevos batidos. Y manos a la obra, nunca mejor dicho. Deja que tu peque use las manitas para mezclar los ingredientes.

2. Pinta el papel de horno con un poquito de aceite de coco y corta la masa con los moldes de galletas que quieras.

3. Precalienta el horno unos 10 minutos, y hornéalas unos 20 minutos a una temperatura de 170 °C arriba y abajo. He hecho bolas de 20 g y, según lo finas o gruesas que sean las galletas, tardarán más o menos en hacerse.

4. Una vez doradas, sácalas y déjalas enfriar en la misma rejilla del horno para que se ventilen por ambos lados. Espera a que estén frías para disfrutar de ellas.

EL TRUCO DE BLW

Aunque estas galletas son muy blanditas, esta es una de esas recetas que describiría como apta para peques que ya estén familiarizados con los sólidos y que tengan ya buena parte de sus dientecitos. No son unas galletas duras, pero lo mejor será que se las ofrezcas al peque cuando lo veas preparado y sepas que las puede disfrutar con comodidad.

ADEMÁS...

Juega con la fruta seca para endulzar tus recetas. Puedes usar dátiles, higos, pasas, orejones... Pero sobre todo asegúrate de que sea la fruta seca tal cual, sin nada añadido y a poder ser ecológica. La fruta seca ecológica no ha sido tratada ni se le ha añadido nada para conservarla. Verás que tiene un color oscuro, tirando a negro, y su sabor es muy potente, incluso su olor.

GALLETAS DE HIGOS Y NARANJA

INGREDIENTES (PARA 8 UNIDADES)

· 80 g de harina de avena
· 40 g de almendras
· 20 ml de bebida de avena
· 50 g de higos secos
· la piel y el zumo de 1 naranja
· 20 ml de aceite de oliva

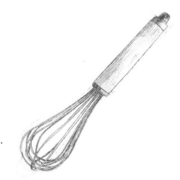

ELABORACIÓN

1. Primero precalienta el horno a 180 °C.
2. Pica los higos más o menos dependiendo de la edad de tu peque, aunque ya son blanditos de por sí.
3. Corta o ralla la piel de naranja y exprime la naranja.
4. Muele bien las almendras. También puedes usar harina del fruto seco que ya hayas introducido en la dieta del peque.
5. Ahora en un bol grande mezcla todos los ingredientes.
6. Cuando tengas la textura deseada, con el molde que más te guste (o incluso con las manos) corta galletas de medio centímetro de grosor. Colócalas sobre una bandeja forrada con papel de horno.
7. Hornéalas 15 o 20 minutos dependiendo del horno.
8. Cuando las veas doraditas, pásalas sin desmoldar a una rejilla y deja que se atemperen. Espera a que se enfríen para disfrutarlas.

EL TRUCO DE BLW

La harina de cacahuete es una buena forma de añadir fruto seco a la dieta de tu peque, ya que no deben comerlos enteros hasta los cinco años. En realidad, no tiene por qué ser de cacahuete; puedes moler cualquier fruto seco que ya hayas introducido en la dieta del peque y usar su harina.

GALLETAS DE LIMÓN Y ARÁNDANOS

INGREDIENTES (PARA 10 UNIDADES)

- 80 g de harina de avena
- 80 g de harina de cacahuete
- 20 ml de bebida de avena
- 5 g de levadura química
- 50 g de arándanos deshidratados
- la ralladura y el zumo de 1 limón
- 10 ml de aceite de oliva

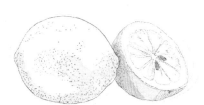

ELABORACIÓN

Esta receta no tiene ningún secreto, familia. ¡Vamos!

1. Primero precalienta el horno a 180 °C.

2. Tritura los arándanos más o menos dependiendo de la edad, porque ya son blanditos de por sí.

3. Raya la piel del limón y exprime la fruta.

4. En un bol grande mezcla todos los ingredientes.

5. Cuando tengas la textura deseada, con el molde que más te guste (o incluso con las manos) corta galletas de medio centímetro de grosor. Colócalas sobre una bandeja forrada con papel de horno.

6. Hornea las galletas unos 15 o 20 minutos dependiendo del horno.

7. Cuando las veas doraditas, pásalas sin desmoldar a una rejilla y deja que se atemperen. Espera a que se enfríen para disfrutarlas.

¡MIRA EL VÍDEO!

GALLETAS DE NARANJA

INGREDIENTES (PARA 10 UNIDADES)

· 80 g de harina de avena
· 80 g de harina de almendra
· 5 g de levadura química
· 50 g de pasas sultanas
· la ralladura y el zumo de
  1 naranja
· aceite de oliva al gusto

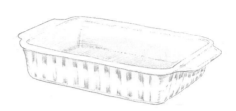

ELABORACIÓN

1. Primero precalienta el horno a 180 °C.
2. Pica las pasas muy pequeñitas (dependiendo de la edad del peque).
3. Raya la piel de la naranja y exprime la fruta.
4. Mezcla todos los ingredientes como ves en el vídeo hasta obtener la textura deseada.
5. Con el molde que más te guste (o incluso con las manos) corta galletas de medio centímetro de grosor. Colócalas sobre una bandeja forrada con papel de horno.
6. Hornéalas unos 15 o 20 minutos dependiendo del horno.
7. Cuando las veas doradas, deja que se atemperen en una rejilla. Espera a que se enfríen para disfrutarlas.

TUS NOTAS:

BIZCOCHO DE PLÁTANO

INGREDIENTES

- 1 plátano maduro
- 50 ml de bebida de avena
- 25 ml de aceite de oliva
- 1 puñado de pasas
- 75 g de harina de avena
- la ralladura y el zumo
  de ½ naranja
- 5 g de levadura química
- 2 huevos

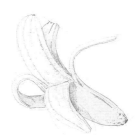

ELABORACIÓN

1. Tritura con la batidora el plátano, las pasas, la bebida de avena, el aceite de oliva, el zumo de naranja y los dos huevos.
2. Por otro lado, tamiza la harina de avena con la levadura. Incorpora a la mezcla anterior y añade la ralladura de naranja. Ya ves, esta receta tampoco tiene secreto.
3. Precalienta el horno a 180 °C arriba y abajo.
4. Vierte la masa en el molde y hornea unos 20 minutos. El tiempo de cocción dependerá del molde y del horno, así que ve controlando.
5. Cuando veas que está dorado, apaga el horno y ábrelo solo un centímetro para que el bizcocho vaya atemperándose poco a poco.
6. Cuando se haya enfriado del todo, desmolda, corta el bizcocho, y a disfrutar.

TUS NOTAS:

BIZCOCHO DE NARANJA

INGREDIENTES

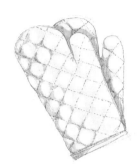

- 3 huevos
- 1 plátano maduro
- 40 ml de aceite de oliva
- ½ cucharada de levadura química
- 55 g de harina de avena
- 70 ml de zumo de naranja

ELABORACIÓN

1. Primero prepara los ingredientes. Separa las claras de las yemas. Tritura el plátano maduro con la ayuda de un tenedor. Tamiza la harina con la levadura. Por último, exprime la naranja.

2. En un bol mezcla las yemas, el zumo de naranja y el aceite de oliva. Bate todo bien. Luego añade la harina y la levadura. Cuando todo se haya combinado bien, reserva.

3. Entretanto, bate las claras a punto de nieve. Luego incorpóralas a la mezcla anterior y con la ayuda de una lengua remueve suavemente.

4. Precalienta el horno a 180 °C durante 10 minutos. Vierte la mezcla a un molde de silicona, colócalo en una fuente ancha con agua y hornea unos 20 minutos. Transcurrido este tiempo, baja a 150 °C y hornea otros 20 minutos.

5. Cuando el bizcocho se haga, deja que se enfríe en una rejilla sin desmoldar (es importante que respire por arriba y por abajo). Luego desmolda, ¡y listo!

EL TRUCO DE BLW

Si te apetece aprovechar esta receta para celebrar el primer cumpleaños de tu peque, ¡adelante! Puedes decorar con un poco de yogur (+9 meses). Yo suelo usar un yogur griego. Puedes triturar unos arándanos y jugar así con su color. O unos frutos rojos (fresas, frambuesas...). Si te apetece darle un toque dulce, tírate a por el plátano: no aportará color, pero quedará riquísimo. ¡Lo que más te guste!

BIZCOCHO DE MANZANA Y ARÁNDANOS

INGREDIENTES (PARA 10 UNIDADES)

- · 3 huevos
- · 1 manzana
- · 40 ml de aceite de oliva
- · ½ cucharada de levadura química

- · 55 g de harina de avena
- · 1 puñado de arándanos

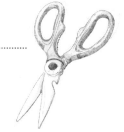

ELABORACIÓN

1. Primero cocina la manzana al vapor.
2. Ahora prepara los ingredientes. Separa las claras de las yemas. Tritura media manzana con la ayuda de un tenedor. Tamiza la harina con la levadura y exprime el zumo de la otra mitad de la manzana.
3. En un bol mezcla las yemas, el zumo de manzana y el aceite de oliva. Bate todo bien. Luego añade la harina y la levadura poco a poco, hazlo con cariño. Por último, agrega los arándanos y reserva.
4. Entretanto, bate las claras a punto de nieve. Cuando tengas la textura deseada, incorpóralas a la mezcla anterior y con la ayuda de una lengua pastelera remueve suavemente.
5. Precalienta el horno a 180 °C. Vierte la mezcla en un molde de silicona y llévalo al horno. Como queremos que durante la cocción haya humedad, coloca algún molde pequeño con agua al lado del bizcocho. Hornea unos 20 minutos. Transcurrido este tiempo, baja a 150 °C y hornea otros 15 minutos.
6. Cuando el bizcocho esté, no abras el horno de golpe. Déjalo un dedito abierto para que vaya cogiendo temperatura ambiente poco a poco. Luego ponlo en una rejilla para que respire por arriba y por abajo. Cuando esté completamente frío, desmolda.

TUS NOTAS:

BIZCOCHO DE CACAO

INGREDIENTES

· 250 g de harina de avena
· 210 ml de bebida de almendra
· 80 ml de aceite de oliva
· 16 g de levadura química

· 3 plátanos maduros
· 20 g de cacao puro
· 2 huevos

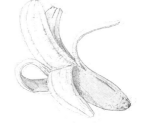

ELABORACIÓN

1. Primero precalienta el horno a 180 °C.
2. En un bol tritura los plátanos. Añade los huevos, la bebida vegetal y el aceite de oliva, y bate.
3. Una vez que todo esté bien mezclado, en otro bol tamiza la harina, la levadura y el cacao. Con la ayuda de una lengua o espátula, ve incorporando poco a poco a la mezcla anterior.
4. Vierte la mezcla en un molde redondo y hornéala a 180 °C arriba y abajo unos 45 o 50 minutos. Una vez pasado este tiempo, y con la ayuda de un palillo, comprueba si el bizcocho está bien cocido. Si notas que aún le falta un poco (lo sabrás porque el palillo saldrá manchado o húmedo), cierra de nuevo y déjalo unos minutos más.
5. Si está listo, abre el horno solo un dedo para dejar que se enfríe. No desmoldes el bizcocho hasta que no esté a temperatura ambiente.

Recuerda que este bizcocho no tiene nada de azúcar, solo usamos la fructosa del plátano para aportar dulzor. Así que es posible que los adultos no estemos acostumbrados al sabor. Pero ¡ya verás que te encantará!

EL TRUCO DE BLW

Puedes añadir los *toppings* que quieras, siempre adaptados a lo que ya coma tu peque. Por ejemplo: crema de cacahuete, de almendra o de dátiles. Y si es más mayor y ya habéis introducido el cacao, puedes acompañarlas con alguna crema natural de cacao, ¡y a disfrutar!

ADEMÁS...

Las redonditas las puedes hacer de diferentes formas y tamaños. Ayúdate de una cuchara sopera y te quedarán genial. Pero si quieres ir más allá y que te queden perfectas, usa un biberón de cocina o incluso una manga pastelera, o hasta un dosificador de pastelería. Pero recuerda que lo artesano siempre es desigual.

¡REDONDITAS CON SORPRESA!

Una forma divertida de ofrecer la fruta puede ser a través de las redonditas. No solo triturada, sino a modo de sorpresa. ¿Y de que podríamos rellenar nuestras redonditas? Podríamos poner un trocito de plátano, una lámina de fresa o un arándano entero, que al calentarse se deshacen y la redondita queda dulce y con un color espectacular.

REDONDITAS

UN POQUITO DE MÍ

Mis redonditas son las llamadas también tortitas o *pancakes*. La primera vez que se las hice a Nora, recuerdo que le hicieron gracia por su forma redonda, y desde entonces en nuestra casa se quedó ese nombre.

La verdad es que las hemos hecho de mil sabores, jugado con todas las frutas, cereales, bebidas vegetales y frutos secos. Es una manera muy divertida de iniciarse en la cocina porque son recetas muy rápidas de elaborar. Te dejo algunas de mis favoritas.

DE PERA Y COCO
INGREDIENTES

· 150 ml de bebida de avena
· 115 g de copos de avena
· 15 ml de aceite de oliva
· 20 g de uvas pasas

· 30 g de coco rallado
· 1 pera dulce
· 1 huevo

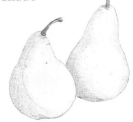

ELABORACIÓN

1. Primero, usa la batidora para triturar todos los ingredientes en un bol.
2. Precalienta una sartén o una crepera (que esté medio caliente) y con un cucharón hacemos las redonditas de la medida que más os guste. Vuelta y vuelta. Con la ayuda de una espátula gira la redondita cuando salgan burbujas, con cariño y amor. Colócalas en una rejilla para que se enfríen antes de servirlas.

DE LIMÓN Y MANZANA
INGREDIENTES

- 150 ml de bebida de avena
- 115 g de copos de avena
- 15 ml de aceite de oliva
- la ralladura y el zumo de ½ limón
- 30 g de uvas pasas
- ½ plátano
- ½ manzana
- 1 huevo

ELABORACIÓN

1. Primero tritura bien todos los ingredientes.
2. En una sartén o crepera a fuego medio, ve haciendo tus redonditas como antes, vuelta y vuelta. Colócalas en una rejilla para que se enfríen por ambos lados antes de consumir.

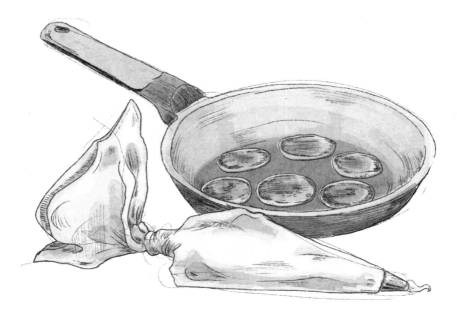

DE NARANJA

INGREDIENTES

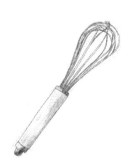

· **25** ml de zumo de naranja
· 25 ml de bebida de avena
· 12 ml de aceite de oliva
· 35 g de harina de avena
· ½ plátano maduro
· 2 dátiles grandes
· 1 huevo

ELABORACIÓN

Como con todas mis redonditas, estas tampoco tienen un secreto especial. Solo hay que hacer las cosas con cariño y amor.

1. Tritura bien todos los ingredientes con una batidora.

2. En una sartén o crepera, ya caliente a fuego medio, con la ayuda de una cuchara ve haciendo las redonditas, vuelta y vuelta. ¡Y a disfrutar!

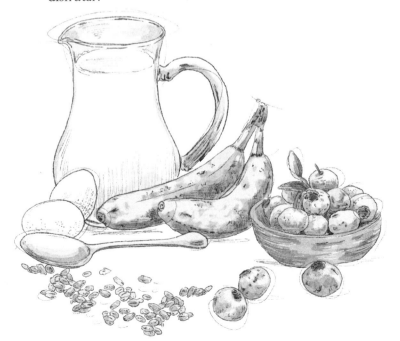

TUS NOTAS:

TORTILLA DULCE

INGREDIENTES

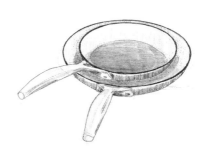

- · 3 manzanas
- · ½ calabaza
- · 3 huevos
- · un puñado de pasas
- · canela al gusto

ELABORACIÓN

1. Primero haz unos cortes en las manzanas y trocea la calabaza. Colócalo todo sobre una bandeja de horno y cocina durante 20 minutos a 180 °C.
2. Mientras se hornean la manzana y la calabaza, en un bol bate los huevos.
3. Una vez que la manzana y la calabaza estén listas, deja enfriar unos minutos y después trocéalas. Te recomiendo picarlas en trocitos muy pequeños para que la masa se mezcle mejor y sean más fáciles de comer.
4. Incorpora al huevo las uvas pasas trituradas y la canela. Añade también la manzana y la calabaza horneadas, y remuévelo todo.
5. Vuelca la masa en una sartén igual que harías con una tortilla normal. La preparación es similar, ¡solo que esta tiene un delicioso toque dulce!

AGRADECIMIENTOS

A mi hija **Nora,** por crecer a mi lado.

A **Sara Esturillo,** mi editora, por el trato, la cercanía y su profesionalidad.

A **Angelica Chamorro,** por ser la mejor ilustradora que podía desear.

A mi madre, **Emília,** y a **Joan,** por estar siempre y por el cariño.

A mi terapeuta **Marina Bernal,** por haberme ayudado a ordenar mi mente.

A **Rebeca,** mi compañera de @viajesmonomarentales, por todos los momentos vividos.

A **Patri** y a **Jaume** de la @lamochifamily, porque me devolvieron de nuevo las ganas de viajar.

A **Gabo Caruso, Miriam Jave, Gemma Espasa** y **Carolina Canellas,** por sus fotos.

A **Natalia de Ual·la,** a **Ivette de Floconut,** a **Mónica de Veramumbaby,** a **Maria de Petitropit,** a **Marta de Aupali,** a **Natalia de Ecotribu,** a **Lorena** y a **Josep de Peixeteriabastida,** a **Queralt de Artifex.**

A **Victoria** de *Mamagazine,* por darme la oportunidad de formar parte de su revista y sobre todo por creer y confiar siempre en mí.

A **Isi** de @hoycomemosconisi, a **Laura Baena** de @malasmadres, a **Isabel** de @recetasparaserfeliz y a Isabel de @unamadremolona, por su cariño y sus palabras.

A **las mujeres que han hecho tribu** durante este tiempo y siguen con nosotras. A **Lia** por acogernos siempre, a **Eugenia** por compartir nuestras noches en vela, a **Marta** por ser mi confidente y amiga virtual.

A **todas las personas** que, de un modo u otro, han pasado por mi vida y mi maternidad.

A **mi familia mallorquina**, por querernos. Un besito especial para mini **Marc.**

A **todas mis seguidoras,** porque sin ellas esto no hubiera sido posible.

Y a ti, que has llegado hasta aquí, que tienes mi libro entre tus manos.

GRACIAS.

ÍNDICE DE RECETAS

«Para viajar lejos no hay mejor nave que un libro».

EMILY DICKINSON

Gracias por tu lectura de este libro.

En **penguinlibros.club** encontrarás las mejores recomendaciones de lectura.

Únete a nuestra comunidad y viaja con nosotros.

penguinlibros.club

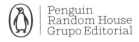

Penguin
Random House
Grupo Editorial

 penguinlibros